Markus A. Schenker

Analytische Atemphysiotherapie

Untersuchung, Analyse und Behandlung
in der Atemphysiotherapie

Anschrift des Autoren:

Markus A. Schenker
Phi Network
Lerberstrasse 23
CH-3013 Bern
E-mail: markus.schenker@phi-net.ch
Web: www.phi-net.ch

Satz und Druck
Satz mit LATEX und Adobe Illustrator
Schrift Times und Syntax
Druck bei BOD Deutschland

ISBN 3-905614-00-6

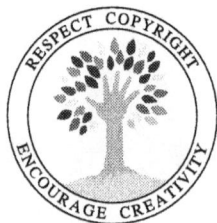

Meiner Frau Andrea und
meinen Kindern Annina und Dominik
gewidmet für ihre Geduld
und ihre Unterstützung

Vorwort

Das vorliegende Buch entstand aus dem Skriptum für den *Grundkurs in analytischer Atemphysiotherapie*. Sein Umfang mag eher abschreckend erscheinen, aber für das Verständnis vieler Techniken und Problemstellungen sind umfangreiche Kenntnisse der Anatomie, der Physiologie und der Pathophysiologie notwendig – nur so kann problemorientiert gearbeitet werden. Besprochen werden meist nur physiologische Aspekte, die für das Verständnis notwendig erscheinen, auf die anatomischen und pathologischen Grundlagen wird nicht speziell eingetreten – sie können aus entsprechenden Lehrbüchern erarbeit werden. Aus didaktischen Gründen werden viele Grundlagenkenntnisse im Rahmen der praktischen Anwendung eingeführt oder repetiert. Dieses Vorgehen erlaubt eine themenzentrierte Darstellung der jeweiligen Teilgebiete.

Die Buchform verlangt zum Lernen der Inhalte nach einer individuellen Bearbeitung des Stoffes. Die Lernerin soll kreative Lernformen benutzen – mit Farben zeichnen, Zusammenhänge als Mindmap verdeutlichen, Ergänzungen in den breit gehaltenen Randspalten einfügen. . . Durch das Einfügen von Marginalien ist der Text besser gegliedert und lesbarer geworden.

Marginalien

Für diese Auflage habe ich wiederum einige Kapitel stark umgestaltet. Insbesondere das Kapitel «Konzept» wurde völlig neu gestaltet . Etliche didaktische und strukturelle Fehler darin habe ich für diese Auflage behoben. Zusätzlich findet sich am Ende des Skripts ein kurzer Anhang mit Abkürzungen und den wichtigsten Formeln. Daran schliesst sich ein immer wieder gewünschter Index, der die Suche nach bestimmten Themen erleichtern sollte. Die Literaturangaben sind jeweils am Ende der einzelnen Kapitel zu finden. Der Fehlerteufel ist natürlich auch weiterhin aktiv und ich bin dankbar für Korrekturen und Änderungsvorschläge. Alle Kommentare, Korrekturen und Wünsche senden Sie bitte an die Autorenadresse.

Die Atemphysiotherapie hat sich in den letzten Jahren sehr stark gewandelt. Wer behauptet, seine Meinung sei die einzig richtige, wird immer wieder falsch liegen. Auch die in diesem Grundkurs vermittelte «Wahrheit» ist nur relativ, sie ist im Moment für mich subjektiv richtig, aber auch sie wird von begrenzter Lebensdauer sein. Wer immer auf dem neuesten Stand des Wissens sein möchte, muss sich regelmässig weiterbilden und sollte vor allem viel lesen (wobei anzumerken wäre, dass die wichtigen Artikel nicht in den Physiotherapie-Zeitschriften erscheinen, sondern in den grossen englischen und amerikanischen Ärztezeitschriften wie *Chest, Thorax, Lancet, Journal of Applied Physiology* etc.). Durch das Internet ist die Informationssuche zudem wesentlich erleichtert worden.

Ein Wort zu den Urheberrechten: Dieses Skript entstand in mehrjähriger Arbeit und liegt in dieser Buchform jetzt in der achten Auflage vor. Das Kopieren oder Weiterverbreiten dieses Buches oder von Teilen davon ohne entsprechende Erlaubnis ist unfair, darüber hinaus strafbar (URG) – das Buch darf auch für den Schulgebrauch nicht ohne Einverständnis des Autoren kopiert werden.

Jegliche Nutzungsrechte verbleiben beim Autor und können bei diesem erworben werden. Wem diese stark eingeschränkten Nutzungsrechte nicht gefallen, der möge auch bedenken, dass kein Autor es besonders schätzt, wenn alte Versionen eines Skriptums oder eines Buches, in denen (aus heutiger Sicht) verschiedene Fehler vorhanden sind, als Lehrmaterial in Schulen und Kursen benutzt werden.

Bern, April 2000
Markus A. Schenker

Inhaltsverzeichnis

Konzept

Kapitel **1**

Inhalt

Einleitung

Denkmodell Bevor die Untersuchungs- und Behandlungstechniken im Detail erörtert werden, soll hier ein Überblick über das Denkmodell gegeben werden, das dieser Form der Atemphysiotherapie zurgrundeliegt.

Das Konzept der analytischen Atemphysiotherapie entstand aus den Bedürfnissen des klinischen Alltags in einem Universitätsspital. Drei Merkmale prägen die Grundhaltung dieses Konzepts:

effizient Eine Vielzahl von Patienten muss mit beschränkten Ressourcen so behandelt werden, dass die Zeit optimal genutzt wird. Vor allem diejenigen Patientinnen sollen Therapie erhalten, die am dringendsten darauf angewiesen sind.

wissenschaftlich Nur diejenigen Techniken (in Untersuchung und Behandlung) sollen angewendet werden, die auch nachgewiesenermassen effizient sind. Gerade in der Atemphysiotherapie sind viele «Traditionen» vorhanden, die es zu hinterfragen gilt.

ökonomisch Im heutigen Spitalumfeld kann sich die Physiotherapie nur behaupten, wenn sie ihre Ressourcen optimal ausnutzt. Dies ist nicht nur mit einer verminderten Qualität der Behandlungen zu erreichen: Bei effizienter Nutzung von wirksamen Techniken kann die Atemphysiotherapie durchaus kostengünstig arbeiten.

Entscheiden Für alle drei Merkmale ist das Fällen von Entscheidungen ein Aspekt von besonderer Bedeutung. Dem klinischen Denken und der Theorie der Entscheidungsfindung wird deshalb grosszügig Raum gewährt.

Warum sprechen wir von analytischer Atemphysiotherapie? Bis vor wenigen Jahren basierte die atemphysiotherapeutische Untersuchung im Wesentlichen auf der Diagnose des Arztes und einigen vor allem inspektorisch-palpatorischen Zusatzuntersuchungen. Die Entscheidung über die zu wählende therapeutische Strategie wurde in erster Linie durch die Dia-

gnose geprägt. Die Physiotherapie hat sich dann – wie in den meisten
andern Gebieten auch – in zunehmendem Masse weitere Untersuchungsmöglichkeiten erschlossen. Nicht immer wurden dadurch die Entscheidungen klarer oder besser, weil die zusätzlichen Informationen nicht verarbeitet werden konnten.

Unser Ziel ist es, die Patienten genauer und gezielter untersuchen
und die vorliegende Störung damit exakter analysieren und behandeln zu
können. Die Erweiterung der Untersuchungsmöglichkeiten ist dazu nur
ein kleiner Teilschritt. Vorrangig muss die Entscheidungskompetenz der   Entscheidungs-
Physiotherapeutinnen gefördert werden, welche Untersuchungstechniken   kompetenz
bei einem gegebenen Problem überhaupt angewandt werden sollen.

Entscheidungen begleiten die Physiotherapeutin den ganzen Tag. Beispielsweise muss frühzeitig entschieden werden, ob eine vorliegende Störung akut, chronisch, reversibel oder irreversibel ist, weil nachgewiesen
werden konnte, dass bei chronischen Erkrankungen möglichst frühzeitig
(bei einer exacerbierten chronischen Bronchitis noch während der akuten Phase) mit einem gezielten Training begonnen werden muss, um eine
Dekonditionierung der Patientin zu verhindern.

Letztlich ermöglichen erst klare Entscheide die Analyse (und anschliessend die Lösung) eines Problems. Dank dieser Analyse werden wir   Analyse
im Spitalalltag diejenigen Patientinnen herausfiltern können, die einer
intensiven Atemphysiotherapie bedürfen. Die andern werden wir gut instruieren, zur Selbstbehandlung motivieren und in regelmässigen Abständen ihre Fortschritte kontrollieren. Diese Konzentration auf kritische
Patienten und die vermehrt angewandte Instruktion zur Selbstbehand-   kritische
lung und frühzeitige Mobilisation (vor allem im Rahmen der postopera-   Patienten
tiven Atemphysiotherapie) entspricht den Resultaten jüngst publizierter
Studien[7, 15].

Des öfteren wird damit die vielleicht paradoxe Situation eintreten,
dass wir dank dieser analytischen Atemphysiotherapie eher weniger Patienten intensiv behandeln werden, als dies heute der Fall ist. Die als kritisch beurteilten Patientinnen und Patienten werden dank der gewonnen
Zeit dafür intensiver und vielleicht mehrmals pro Tag behandelt werden
können. Vermehrt wird für diese Patienten auch ein Nachtpikettdienst
eingerichtet werden müssen, um eine genügende Betreuung zu gewähr-
leisten.

Dieses Konzept hat selbstverständlich verschiedene Wurzeln und entstand nicht «aus dem Nichts». Als Grundlagen wurden zum einen die   Grundlagen
umfangreiche Edition zur Lungenphysiologie der American Physiologic
Society[8], das neuere Standardwerk *The Lung* von CRYSTAL UND WEST[2]
und die beiden Bände *Lung Physiology – the essentials* und *Lung Pathophysiology – the essentials* von WEST[16, 17] verwendet. Letztere eig-

nen sich vorzüglich als Einführung in die Lungenphysiologie und -pathophysiologie. Auf der therapeutischen Seite sind die Einflüsse von MAITLAND[9] und von POSTIAUX[10, 11] unschwer zu erkennen.

Theorie und Praxis

Die bereits von MAITLAND betonte Aufteilung in Theorie und Praxis ist auch in diesem Konzept von grosser Wichtigkeit. Symbolisch lässt sich diese Trennung durch einen Zaun darstellen, der zwar eine gute vertikale Abgrenzung ergibt, der aber gleichzeitig eine optimale horizontale Durchlässigkeit aufweist.

Die Informationen, die wir während dem Denkprozess verarbeiten, können entweder direkt vom Patienten oder aber aus anderen Bereichen stammen. Damit wären die beiden Kategorien, in denen wir uns (gedanklich) bewegen, bereits grob charakterisiert:

Theorie ▪ Die linke Seite umfasstalle Informationen, die nicht direkt von der Patientin stammen und eher theoretischer Natur sind. Zu diesem Bereich zählen wir das Grundlagenwissen, also die Anatomie, die Biomechanik, die Physiologie, die Pathophysiologie und die Pathologie. Grundsätzlich hypothetischer und damit auch theoretischer Natur ist aber auch die Diagnose und die Arbeitshypothese. Ebenso auf diese Seite des Zaunes gehört – im weiteren Sinne – auch die Forschung, die einerseits dazu dient, das Grundlagenwissen zu vergrössern, mit der aber andererseits auch die empirisch in der Klinik gefundene Wirksamkeit einer Technik überprüft und allenfalls bewiesen werden kann.

Praxis ▪ Die rechte Seite beinhaltet alle Informationen, die direkt von der Patientin stammen. Dazu zählen die Anamnese, die subjektiven Sym-

Anatomie
Physiologie
Pathologie

Diagnose

Forschung

Anamnese

subjektive
Symptome

objektive
Zeichen

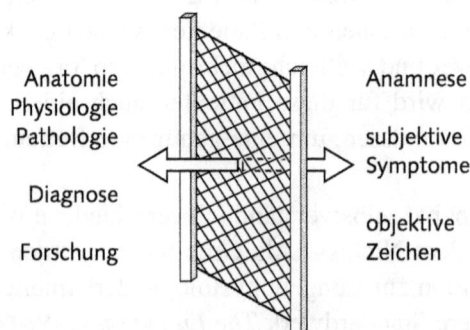

Abb. 1.1: Denkmodell der analytischen Atemphysiotherapie

ptome, über die sich der Patient bei uns beklagt und die objektiven Zeichen, die wir während der Untersuchung feststellen.

Warum ist die klare Unterteilung in zwei Denkkategorien so wichtig? Die Behandlung sollte grundsätzlich aufgrund der aktuell bei der Patientin gefundenen Informationen geplant und durchgeführt werden. Eine Diagnose ist als Entscheidungsgrundlage für die Therapie ungeeignet, weil sie zur Festlegung der Therapieziele bzw. der therapeutischen Massnahmen nicht genügend Informationen enthält: Das medizinische Problem stimmt nicht immer mit dem therapeutischen Problem überein und je nach Stadium einer Erkrankung (also bei gleicher Diagnose) benötigt der Patient eine unterschiedliche Therapie. Das Denken auf der linken (theoretischen) Seite verhindert deshalb nicht selten eine differenzierte Behandlung der Patientin.

Wer analytisch und problemorientiert arbeitet, wird nicht mehr vorwiegend «links des Zaunes» denken, sondern wird seinen Überlegungen vor allem die aktuellen Befunde zugrundelegen, sich also auf der rechten Seite des Zaunes bewegen. Grundsätzlich sind immer die klinisch erhobenen Daten als richtig anzusehen. Die dazugehörige Theorie (also auch die Arbeitshypothese!) muss dem klinischen Erscheinungsbild entsprechen. Wenn sie davon abweicht, so ist der Fehler zuerst in der theoreti-

problemorientiert

Steht bei einer Patientin oder einem Patienten die Diagnose Pneumonie fest, so darf die Physiotherapeutin nicht aufgrund dieser Diagnose behandeln. Die Pneumonie ist eine Erkrankung, die typischerweise in verschiedenen Phasen abläuft. Während die Diagnose immer dieselbe bleibt (und von da ausgehend auch die Therapie immer dieselbe bleiben würde!), finden sich je nach Stadium der Pneumonie verschiedene Symptome und Zeichen. Aufgrund dieser Zeichen kann eine differenzierte Behandlung geplant werden, mit der die Physiotherapeutin oder der Physiotherapeut der aktuellen Problematik der Patientin oder dem Patienten wirklich gerecht wird. Zumindest die «traditionelle» Atemphysiotherapie mit Lagerungsdrainage, Klopfen, Vibrieren, Tiefatmung und Hustenhilfe zeigt keine therapeutische Wirkung[5] oder kann sogar zu einer Verlängerung der Fieberdauer und der Hospitalisationszeit führen[1].

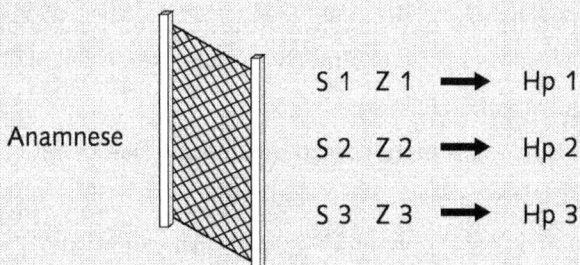

Anamnese

S 1 Z 1 ➡ Hp 1

S 2 Z 2 ➡ Hp 2

S 3 Z 3 ➡ Hp 3

Klinische Anwendung 1.1: Theorie und Praxis

schen Analyse zu suchen (vorausgesetzt, die Untersuchung wurde lege artis durchgeführt!).

> Die Behandlung basiert in erster Linie auf der rechten, klinischen Seite.

Kontraindikation

Dies heisst nicht, dass die linke Seite weggelassen werden kann. Diese Informationen helfen uns zu entscheiden, ob für eine bestimmte Untersuchungs- oder Behandlungstechnik eine Kontraindikation vorliegt oder nicht. Die Theorie ist auch wichtig, um die in der Untersuchung gefundenen Befunde richtig zu werten.

Klinisches Denken

Die Physiotherapeutin steht im klinischen Alltag immer wieder vor demselben Problem. Sie kommt zu einem neuen Patienten, kennt von diesem meist nur die Diagnose und soll in möglichst kurzer Zeit eine dem klinischen Problem des Patienten angepasste Therapie ausführen. Arbeitet sie nur aufgrund der Diagnose, so wird die Therapie kaum effizient sein. Zu oft wird sie den Patienten falsch behandeln, weil die Diagnose zu ungenau ist oder der Patient sich in einem Stadium der Krankheit befindet, das eine andere Therapie bedingt.

Problemanalyse

Als Alternative bleibt der Therapeutin nur der Weg der Problemanalyse. Sie benötigt dazu Informationen, muss diese verarbeiten und einen Entscheid fällen.

Was für Informationen sollen nun in welchem Umfang und in welcher Art und Weise gesammelt werden? Wie sollen diese Informationen verarbeitet werden, um zu einem möglichst sicheren Entscheid zu gelangen?

Zu folgenden fünf Elementen müssen genügend Informationen gesammelt werden, wenn das Problem der Patientin sicher und effizient gelöst werden soll:

■ Welches ist die wahrscheinlichste Struktur- und Funktionshypothese und wie wird das Problem einfach und klar beschrieben?

■ Sind begünstigende Faktoren bekannt?

■ bestehen Vorsichtssituationen oder Kontraindikationen?

■ Welches ist die Prognose der Erkrankung?

■ Bestehen mehrere Probleme? Wie sind diese miteinander verbunden?

Wie gelangt die Therapeutin zur Struktur- und Funktionshypothese? In Schulen wird teilweise noch immer – aus Gründen der Vollständigkeit? – ein umfangreicher «Atembefund» gelehrt, der gut und gern eine halbe Stunde oder mehr in Anspruch nehmen kann. Diese erste Phase dient in diesem Modell also ausschliesslich der Informationsbeschaffung: Nach abgeschlossener Anamnese und körperlicher Untersuchung wird der Therapeut versuchen, aus den erhobenen Befunden (den Informationen) ein klinisches Bild «herauszufiltern». Aus einer grossen Datenflut ein «sinnvolles» klinisches Bild zu erarbeiten ist aber alles andere als einfach. Der Therapeut gerät rasch in einen eigentlichen «Entscheidungsnotstand», weil er aus der Vielzahl der Befunde kein klares Bild gewinnen kann und sich vielleicht einzelne Befunde sogar widersprechen.

Entscheidungsnotstand

Als Ausweg wird meist versucht, noch mehr Untersuchungen durchzuführen um dadurch «klarere» Informationen zu gewinnen. Mit zunehmender Anzahl von Untersuchungen steigt aber auch das Risiko von falsch positiven Befunden. RANG beschrieb dieses Weitersuchen als «Ulysses-Syndrom»[12] (Ulysses, weil Odysseus für die an und für sich doch banale Heimkehr aus Troja 20 Jahre brauchte). Das Wissen um die Möglichkeit falsch positiver Befunde verhindert eine entsprechende Irrfahrt im Dschungel der klinischen Untersuchungsmethoden[13].

Die Physiotherapeutin, die analytisch arbeitet, bedient sich einerseits einer klaren Strategie, andererseits besitzt sie ein umfangreiches Repertoire von klinischen Mustern, mit denen sie das aktuelle Problem vergleichen kann. Ein klinisches Muster beinhaltet die Kenntnis von typischen Symptomen und Zeichen für eine bestimmte Pathologie oder eine bestimmte Phase in einer Erkrankung. Beim Lernen (dies gilt für den Anfänger wie für den Fortgeschrittenen) gilt es also, eine Wissensbasis von klinischen Mustern anzulegen. Für die meisten Physiotherapeuten (dies gilt auch für andere Berufsgruppen) ist das Auswendiglernen solcher klinischen Muster wenig sinnvoll, weil dieses Wissen nach kurzer Zeit wieder verschwunden ist. Besseren Erfolg zeigt in der Regel das Einprägen von Mustern anhand von klinischenFällen, die als «Eselsleitern» dienen können. Ich gebrauche gerne das Bild eines umfangreichen Netzwerkes, das zu Beginn aus wenigen unverknüpften, lose übereinandergelegten Fäden mit einigen wenigen Knoten besteht, in dem aber mit zunehmendem Mass an Erfahrung weitere Fäden und Verknüpfungen (Netzknoten) eingefügt werden.

klinisches Muster

klinische Fälle

Die Erfahrung einer Therapeutin zeigt sich also durch die Verarbeitung des Erlebten und drückt sich nicht in erster Linie mit der Anzahl von «Berufsjahren» aus. Anders ausgedrückt führt «Erfahrung» (hier im Sinne einer langen Berufspraxis verstanden) nicht per se zu effizientem Handeln, weil dieses in erster Linie durch gutes klinisches Denken bestimmt wird. HUXLEY schrieb zur «Erfahrung» sehr treffend

Erfahrung

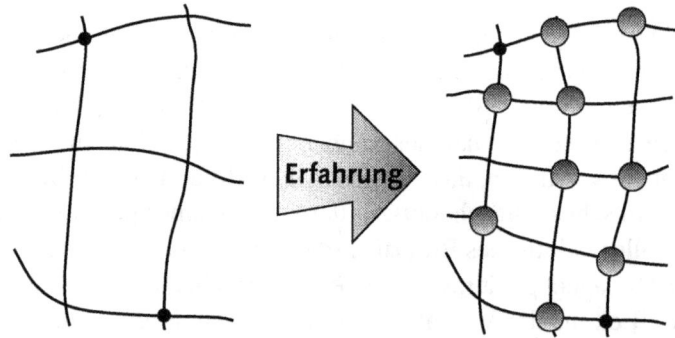

Abb. 1.2: Aufbau eines Netzwerks mit klinischen Mustern. Kleine schwarze Kreise: zu Beginn bestehende Verknüpfungen (klin. Muster). Grosse Kreise: Neu aufgebaute Verknüpfungen

Experience is not what happens to a man. It is what a man does with what happens to him.

Hypothesen

Die erfahrene Therapeutin wird schon in vor Beginn der Anamnese ihre ersten bezüglich möglichen Störungsursachen aufgestellt haben. Sie beobachtet den Patienten beim Ausziehen der Jacke, beim Absitzen oder Aufstehen. Sie vergleicht dauernd das Aufgenommene (praktische Seite) mit dem Vorrat an klinischen Mustern (theoretische Seite) und ver-

Die Physiotherapeutin untersucht Herrn O., 35-jährig, bei dem vor 3 Tagen eine Appendektomie durchgeführt wurde. Sie findet auskultatorisch bei Tiefatmung feine Rasselgeräusche ventral basal beidseits. Sie schliesst auf eine beginnende Pneumonie ventral und lagert den Patienten in Rückenlage.

Ein Sprung auf die linke Seite des Zaunes hätte wohl zu anderen Schlussfolgerungen geführt: Bei über 60% der Patienten mit beginnender Pneumonie findet man feine Rasselgeräusche[4]. Bei lungengesunden Probanden sind bei Auskultation ab RV in über 50% der Fälle ventral basal feine Rasselgeräusche zu hören[14, 18]. Das Risiko für eine Pneumonie postoperativ liegt zwischen 1% und 18%[3, 6] (ob dabei unterschiedliche Diagnosekriterien oder differierende postoperative Therapie die Ursache sind, ist unklar). Ein Wert um 5% dürfte heute als sinnvoll angenommen werden. Rechnet man mit absoluten Häufigkeiten aus, wie gross unter Berücksichtigung dieses Tests die Wahrscheinlichkeit für eine Pneumonie ist, so findet man mit

$$p(H \mid D) = \frac{3}{(3 + 50)} = 0.06$$

einen Wert von knapp 6%. Im Wissen um die Möglichkeit der falsch positiven Befunde hätte die Therapeutin die Auskultation variieren und weitere Befunde in ihre Überlegungen einbeziehen müssen, bevor sie die in diesem Falle falsche Therapie einleitet.

Klinische Anwendung 1.2: Positiver Befund?

sucht, das vorliegende Patientenbild mit einem der vorhandenen klinischen Muster in Übereinstimmung zu bringen. MAITLAND bezeichnet diesen Prozess treffend als «Make the features fit»[9]. Make the features fit

Ihre Strategie leitet sich letztlich auch aus diesen klinischen Mustern ab: Der Therapeut, der aufgrund der bisherigen Informationen drei verschiedene Hypothesen zur Auswahl hat, wird bei der Patientin diejenigen Aspekte noch genauer nachfragen, die sich (erfahrungsgemäss!) bei diesen drei Hypothesen unterscheiden. Genauso wird die Therapeutin während der anschliessenden objektiven Untersuchung diejenigen Zeichen prüfen, mit denen sie die Hypothesen bestätigen (oder andere ausschliessen) kann.

Gerade in der Inneren Medizin muss die Therapeutin bereits zu Beginn der Anamnese entscheiden, ob das vorliegend Problem akut (vielleicht sogar lebensbedrohlich), subakut oder chronisch ist. Sie muss also in aller Kürze Belastbarkeit, Irritierbarkeit und die Natur des Problems wenigstens grob beurteilen. Hinweise für hoch akute Störungen können etwa Fieber, starke Schmerzen, massive Dyspnoe oder starker Husten sein, weitere Hinweise geben Hautfarbe, hoher Puls, Schweiss, hohe Atemfrequenz etc. akut

Der Therapeut mit wenig Erfahrung wird länger brauchen, wird mehr Umwege machen, bis er zu einer guten Entscheidung gelangt. Analysiert er aber anschliessend seine Untersuchung und seine Behandlung, so knüpft er aktiv an seinem Erfahrungsnetz. Das Fällen einer richtigen Entscheidung aus einem grossen Informationspool heraus ist ohne Basis an klinischen Mustern nur schwerlich möglich. Erfahrungsnetz

---

Die Physiotherapeutin untersucht Patientin A (Diagnose: Bronchiektasen). In der Anamnese gibt die Patientin an, wenig zu husten (vor allem auch im Vergleich zur kürzlich durchgemachten Pneumonie). Die Therapeutin auskultiert und perkutiert die Patientin und findet keine Anzeichen für Sekret (keine Rasselgeräusche). Sie zieht daraus den Schluss, dass die Sekretmobilisation keine wesentliches Therapieziel darstellt. Bei der anschliessenden Atemwahrnehmung hustet die Patientin bereits nach der vierten Tiefatmung – man hört deutlich zentral liegendes Sekret.

Mit einem klinischen Muster vor Augen, hätte die Therapeutin bereits bei der Untersuchung (aufgrund ihres theoretischen Wissens) das Husten als Test eingeplant (weil sie wissen musste, das Bronchiektatikerinnen beinahe immer Sekret haben). Sie hat nicht versucht, das klinische Muster mit der realen Situation in Übereinstimmung zu bringen. (Keine Rasselgeräusche in der Auskultation sind noch nicht gleichbedeutend mit keinem Sekret ...)

Klinische Anwendung 1.3: Make the features fit

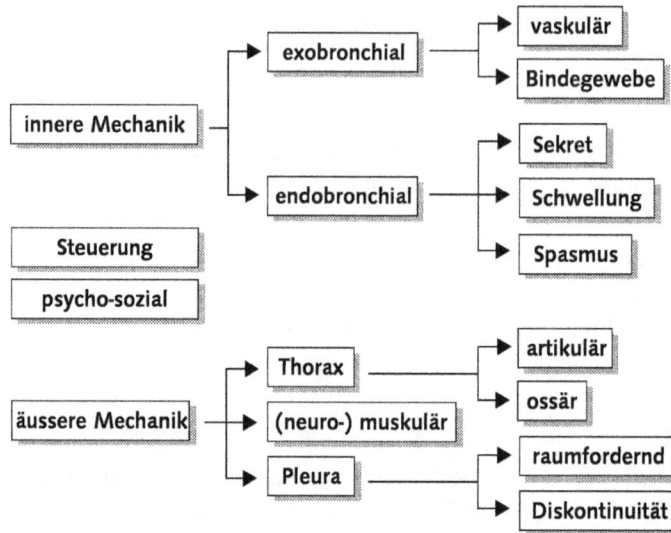

Abb. 1.3: Störungsursachen

Teilschritte

Zum letztlich zu fällenden Entscheid (Problemliste mit Struktur- und Funktionshypothese) gelangt die Therapeutin also am einfachsten, wenn sie den Weg bis dorthin in viele kleine Teilschritte aufteilt und viele «kleine», einfache Entscheidungen fällt. Je komplexer ein Entscheidungsmodell ist, desto mehr Fehler werden auftreten. Die Entscheidungen mit einfachen heuristischen Modellen ergeben meist ebenso gute Resultate, wie wenn komplexe Regressionsanalysen durchgeführt werden[?]. Versucht sie, jede neue Information immer wieder von neuem in ihrem Netzwerk von klinischen Mustern zu platzieren (ein jeweils kleiner Teilentscheid, so gelangt sie meist ohne grössere Probleme zu einem sicheren endgültigen Entscheid.

Wie sieht nun ein klinisches Muster aus? Was muss der Therapeut bezogen auf ein klinisches Problem wissen und verstanden haben, damit er rasch und zielgerichtet entscheiden kann? Ein klinisches Muster enthält vordergründig typische Symptome und Zeichen für eine bestimmte pathologische Situation. Findet die Therapeutin bei einem Patienten eine neu aufgetretene starke Dyspnoe, begleitet von Fieber und sehr viel Sekret, anamnestisch eine chronische Bronchitis und bei der Auskultation grobe Rasselgeräusche, so entsteht automatisch ein Bild einer exacerbierten chronischen Bronchitis. Zu diesem Bild gehören aber auch die «typischen» Störungsursachen, erwartete Reaktionen auf bestimmte Therapieverfahren, Prognosen zum Verlauf etc.

Störungsursache

Das Konzept der Störungsursachen ist von POSTIAUX abgeleitet und bringt der Therapeutin insofern eine Erleichterung, als damit in den meisten Fällen bereits eine Strukturhypothese formuliert wird. Wir unterscheiden drei grosse Kategorien von Störungsursachen (Abb. **1.3**):

- Störungen der äusseren Mechanik,

- Störungen der inneren Mechanik und

- zentrale (neurologische) und psychosoziale Störungen.

Diese Einteilung geht von einem strukturellen Ansatz aus, das Atemsystem grob in eine Steuerung, eine Atempumpe (äussere Mechanik) und einen Gasaustauscher (innere Mechanik) eingeteilt werden. Diese Störungsursachen führen (alleine oder kombiniert) zur Verteilungs-, Ventilations-, Difusions- oder Perfusionsstörung (Abb. **1.4**). Mit diesem Konzept kann also relativ leicht die für die Problemliste geforderte Struktur- und Funktionshypothese erarbeitet werden. Typische Störungsursachen für wichtige klinische Muster sind in Tabelle **1.1** auf Seite 12 zusammengefasst.

Sind das Problem, die Struktur- und Funktionshypothese grob formuliert, geht es darum, die übrigen vier Fragen zu beantworten.

Die Frage nach begünstigenden Faktoren ist in der Regel anamnestisch relativ einfach zu klären, bildet aber gleichzeitig auch einen Teil eines klinischen Musters. Sind Thoraxschmerzen beispielsweise bewegungsabhängig (thorakale Rotation und Husten), so passt dies – unter anderem – ausgezeichnet in das Muster «Rippenfraktur».

begünstigende Faktoren

Von grösster Wichtigkeit ist die Entscheidung, ob Vorsichtssituationen oder sogar Kontraindikationen für bestimmte Untersuchungen oder Therapieformen vorliegen. Dieses Wissen ist eine Voraussetzung für sicheres Arbeiten – jede Physiotherapeutin muss sich vor dem ersten Patientenkontakt eine diesbezüglich breite Wissensbasis anlegen. Dazu wird im Kapitel «Anamnese» noch mehr zu sagen sein.

Kontra-indikationen

Wissensbasis

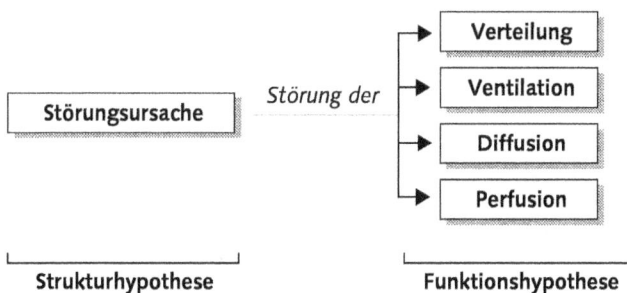

Abb. 1.4: Zusammenhang zwischen Störungsursachen, Funktions- und Strukturhypothese

Chronische Bronchitis	Sekret	Emphysem	Bindegewebe
	Schwellung		Sekret
	Bindegewebe		kardial
	kardial		Schwellung
	artikulär		artikulär
Asthma	Spasmus	Pneumonie	Schwellung
	Sekret		Sekret
	Schwellung		Pleura
Cystische Fibrose	Bindegewebe	Postoperativ	Pleura
	Sekret		artikulär
	Schwellung		ossär
	Spasmus		Sekret
	kardial		vaskulär
	artikulär		muskulär
Fibrose	Bindegewebe		
	Schwellung		

Tab. 1.1: Pathologien und mögliche Störungsursachen

Zwei Fragen bleiben zu beantworten: Wie lautet die Prognose für ein gegebenes Problem und wie hängen verschiedene Probleme miteinander zusammen?

Die klinischen Muster einer erfahrenen Therapeutin umfassen auch verschiedenste Verläufe einer bestimmten Pathologie. Vor diesem Hin-

Die Therapeutin behandelt am Morgen zum ersten Mal Herrn B., einen 35-jährigen Bankangestellten, der vor zwei Tagen wegen einem schweren Asthmaanfall in die Klinik eingewiesen wurde. Der Patient hat – trotz massiver medikamentöser Behandlung – noch immer eine stark pfeifende Atmung, auskultatorisch in- und exspiratorisch massives Giemen, er benutzt sehr stark die Atemhilfsmuskulatur, ist tachykard und beklagt eine massive Dyspnoe.

Die Therapeutin gibt ihre Therapieversuche (Entlastung, Beruhigung, Sekretmobilisation) nach wenigen Minuten auf, weil der Patient zu wenig belastbar ist und noch angestrengter atmet. Sie setzt ihre Behandlungsrunde auf der Station fort. Als sie eine Stunde später am Zimmer vorbeikommt, wird Herr B. gerade von der Anaesthesie notfallmässig intubiert und auf die Intensivstation verlegt.

Die Therapeutin hat kein klinisches Muster vor Augen gehabt – sonst hätte sie die drohenden Zeichen einer Erschöpfung richtig gedeutet und den Patienten nicht alleine gelassen. Sie hätte die Pflegenden und den Arzt informieren müssen bzw. nachfragen müssen, ob ihre Beobachtung eine Verschlechterung des Verlaufs darstelle oder nicht (was hier der Fall war).

Klinische Anwendung 1.4: Klinisches Bild

tergrund kann sie, unter Berücksichtigung einer Vielzahl von Faktoren, einen erwarteten Verlauf prognostizieren. Das Ideal einer physiotherapeutischen Behandlung wäre eine hundertprozentige Besserung, mit einem Ideal einer völlig gesunden Person. Dieses Ideal wird nur selten erreicht werden können, weil verschiedene Faktoren dieses Resultat beeinträchtigen:

Schweregrad der Erkrankung: Eine schwere Erkrankung kann zu strukturellen Veränderungen führen, die irreversibel sind (beispielsweise eine massive Pneumonie)

Ort der Störung: Je nach Ort der Störung bzw. betroffener Struktur kann eine Aussage über die zu erwartende Dauer und über die Wahrscheinlichkeit der Reversibilität gemacht werden

Der Patient: Nicht selten stellt der Patient das Haupthindernis auf dem Wege zur Besserung dar. Beispiele dazu sind uneinsichtiges Risikoverhalten, mangelnde Compliance, kognitive Einschränkungen, psychosoziale Probleme.

Symptomatik: Patienten mit diffuser, weit gestreuter Symptomatik sind schwieriger zu beurteilen und zeigen oft einen schwierigeren Verlauf, als Patienten mit wenigen, klaren Symptomen.

Chronizität: Je länger eine Symptomatik bereits besteht, desto eher werden bereits strukturelle Veränderungen aufgetreten sein, die eine vollständige Remission verunmöglichen.

Begleiterkrankungen: Hat die Patientin begleitende Erkrankungen, so ist die Heilungszeit meist verlängert und die Prognose schlechter.

Sehr oft finden wir bei Patienten mehrere Probleme, die sich mehr oder weniger stark gegenseitig beeinflussen. Für die Therapeutin ist es von grosser Bedeutung, zu analysieren, wie die Probleme zusammenhängen. Dieser Entscheid hat meist eine direkte Auswirkung auf den Behandlungsplan, weil die Therapeutin oft versuchen wird, die Störung ursächlich zu behandeln und durch Elimination der Hauptstörung auch die andern Probleme zu lösen. Sie muss also entscheiden, ob die Probleme ursächlich verknüpft oder unabhängig voneinander sind. Falls Zusammenhänge zwischen Problemen bestehen, sollte die Therapeutin fähig sein, diese kurz zu beschreiben und zu begründen.

Prognose

mehrere Probleme

Planung

Für den erfahrenen Therapeuten ist am Ende der Anamnese klar, welche Untersuchungen durchzuführen sind, weil er bereits eine oder mehrere Hypothesen des Problems, der Störungsursachen und der eingeschränkten Funktion aufgestellt hat. Er wird automatisch diejenigen Techniken auswählen, die (unter Berücksichtigung von Belastbarkeit, Irritierbarkeit und möglichen Kontraindikationen) geeignet sind, die Hypothesen zu bestätigen oder zu verwerfen. Sein Ziel wird sein, mit möglichst wenigen Untersuchungen die Hypothesen zu bestätigen (besser nur wenige, dafür aussagekräftige Untersuchungen!)

wenige Untersuchungen

Zu Beginn der «Physiotherapiekarriere» wird es aber unerlässlich sein, zwischen Anamnese und objektiver Untersuchung einen Stopp einzufügen und die objektive Untersuchung zu planen. Die Physiotherapeutin soll in diesem Planungsschritt

▨ die Hypothesen formulieren

▨ Belastungsschwelle, Irritierbarkeit und eventuelle Kontraindikationen festhalten

▨ zu jeder Hypothese geeignete Untersuchungsmethoden mit dem erwarteten Resultat zuordnen

▨ eine definitive Auswahl an Untersuchungsmethoden treffen.

Hypothesen

Das Formulieren der Hypothesen stellt meist das grösste Problem dar. Am einfachsten gelingt dies, wenn klinische Muster vorhanden sind, weil die aktuellen Symptome und Zeichen mit dem Muster verglichen werden können (make the features fit!). Stehen keine Muster zur Verfügung, so muss deduktiv auf bestimmte Hypothesen geschlossen werden (aus nächtlichem Husten könnte die Therapeutin auf eine Bronchokonstriktion schliessen).

Folgende Fragen sind im Verlauf einer Planung zu beantworten:

▨ Welche Symptome wurden geschildert? Charakterisierung?

▨ Welche Störungsursachen könnten für die Symptome verantwortlich sein?

▨ Ergibt sich ein typisches klinisches Muster?

▨ Wo liegt die Belastungsschwelle des Patienten? (Suffizienz)

▨ Ist der Patient irritierbar, bezüglich was? (Irritierbarkeit)

▨ Bestehen Vorsichtssituationen? Liegen Kontraindikationen für eine Untersuchungs- / Behandlungstechnik vor?

▨ Welche Untersuchungstechnik ist geeignet, die genannten Hypothesen zu bestätigen (erwartetes Resultat?)

▨ Erwartete Therapie / Prognose (sofern die Hypothesen zutreffen)?

Ein entsprechendes Formular kann als PDF-Dokument via Internet bezogen werden (Adresse im Anhang).

Funktionsdiagnose

Die Funktionsdiagnose, die der Therapeut nach Abschluss seiner Untersuchung formuliert, entspricht nicht der vom Arzt auf der Verordnung
überwiesenen Diagnose. Hier gilt es, das zentrale therapeutische Pro-
blem zu erfassen, Struktur- und Funktionshypothese zu formulieren. An-   therapeutisches
schliessend müssen die Therapieziele und ins Auge zu fassende Mass-   Problem
nahmen, aber auch die Parameter der Evaluation beschrieben werden.

Überblick

Vor der eigentlichen Problemliste empfiehlt sich ein Überblick über die
Patientin, der in wenigen Sätzen einen ersten Eindruck der Patientin ver-   erster Eindruck
mitteln soll. Folgende Elemente gehören in einen solchen Überblick:

- Personalien (Name, Wohnort, Alter) des Patienten
- Hauptdiagnosen des Arztes
- allgemeiner Eindruck
- psychosoziale Situation (Beruf, Arbeitsfähigkeit, familiäre Situation,
  Hobbys etc.)
- Hauptproblem aus der Sicht des Patienten, persönliches Therapieziel
- Belastungsschwelle (Suffizienz), Irritierbarkeit
- Vorsichtssituationen, Vorsichtsmassnahmen, Kontraindikationen

Zu Beginn wird die Physiotherapeutin gut daran tun, für diese Übersicht genügend Zeit einzuräumen und sie relativ ausführlich zu gestal-
ten. Später wird sie fähig sein, die wesentlichen Kernelemente herauszuschä-
len, die für den jeweiligen Patienten von Bedeutung sind, und diese in
einige wenige Sätze zu kleiden:

> Herr Muster, 66-jährig, pensionierter Beamter, wohnhaft in Bern in klei-
> ner 3-Zimmer-Wohnung mit seiner Frau. COPD / chronische Bronchitis
> seit 5 Jahren, aktuell exacerbiert, Patient beklagt vor allem Dyspnoe.
> Ziel: keine Atemnot mehr. Belastungsschwelle: Waschen am Lavabo,
> nicht irritierbar, keine Vorsichtssituation / Kontraindikationen.

Problemliste, Struktur- und Funktionshypothese

Als nächstes sind die Problemliste, die Struktur- und Funktionshypothese
zu formulieren und die Probleme zu analysieren.

Eine Problemliste enthält

Problemliste		
Datum aktiv	Problem	Datum inaktiv
24.11.97	1. Dyspnoe mit/bei – Sekret proximal/distal – Chronischer Bronchitis seit 8 Jahren – Exacerbation mit Globalinsuff. (20.11.97) – Nikotinabusus (50 p/y, aktuell 2 p/d)	
24.11.97	2. Schmerzen thorakal li mit/bei – ws. Rippen# 4+5 li – Husten – Osteoporose ?	
	3. Stark eingeschränkte Mobilität / Motorik re Hand mit/bei M. Sudeck vor 8 Jahren nach Radius# re	24.11.97

Abb. 1.5: Beispiel einer Problemliste

- Hauptproblem
- Nebenprobleme
- inaktiven Probleme

objektiv   Hauptprobleme sollten möglichst mit objektiven Methoden bestätigt worden sein, Nebenprobleme können auch hypothetisch aufgeführt sein (vermerken!). Als inaktive Probleme sollten diejenigen Aspekte aufgeführt werden, die im Moment keine Rolle spielen, in einem späteren Zeitpunkt aber für die Therapie von Bedeutung sein könnten.

Die Struktur- und Funktionshypothese kann direkt in die Problemliste eingebaut werden, indem zum Beispiel das Problem als «Problembeispiel mit/bei» formuliert wird. Das Beispiel in **Abb. 1.5** dürfte diesbezüglich selbsterklärend sein. Alternativ dazu können Problemliste, Struktur- und Funktionsanalyse getrennt formuliert werden. Meist wird man sich dabei auf die Nummerierung der Problemliste beziehen.

Funktionsanalyse

Zusammenhänge   In einem dritten Schritt wird die eigentliche Funktionsanalyse vollzogen: Zusammenhänge zwischen den verschiedenen Problemen werden gesucht, Auswirkungen auf mögliche Behandlungsziele festgehalten.

Behandlungsziele

Ein vierter Schritt umfasst das Festlegen der Behandlungsziele. Aufgrund der Problemliste wird die allgemeine Ausrichtung der physiotherapeuti-

Zielsetzungen			
geplant	Zielsetzung (kurz / mittel / lang)		erledigt
24.11.97	1.	kurz Sekretmobilisation mittel Sekretmobilisation, Training Atemmuskulatur lang Lebensqualität ↑, Infekthäufigkeit ↓ Ausdauer ↑, Nikotinabusus ↓	
24.11.97	2.	kurz Analgesie, adäquate Hustentechnik abklären Osteoporose mittel Mobilität ↑ lang volle Beweglichkeit	

Abb. 1.6: Beispiel zur Festlegung der Zielsetzungen

schen Behandlung festgelegt. Die Therapeutin setzt ihre Ziele in Etappen:

Etappen

- Ziele für die bevorstehende Therapiesequenz
- Ziele für die erste Etappe im Therapieprozess (kurzfristige Ziele)
- zeitlich sinnvolle Etappenziele zum Erreichen der langfristigen Ziele
- im Moment als realistisch aufgefasstes Endziel der Behandlung (langfristige Ziele)

Wenn die Problemliste gut erstellt worden ist, so ergeben sich die Behandlungsziele beinahe zwangsläufig. Die Problemliste muss deshalb mit Bedacht und Sorgfalt erarbeitet werden.

Bei der Formulierung der Etappenziele wird sich die Therapeutin an das Grundgerüst der Störungsursachen halten können. Sie wird sich dabei immer wieder überlegen müssen, ob eine kausale oder eine symptomatische Therapie durchzuführen ist, ob eine solche Therapie mittelfristig wirken kann oder ob sie bereits kurzfristig ihre Wirkung zeigen muss. Kausal kann beispielsweise eine Blockierung der Rippenwirbelgelenke behandelt werden, symptomatisch wird in der Regel die Behandlung des

kausal oder symptomatisch

Ein Patient leidet unter einer chronischen Bronchitis. Er wurde vor 4 Tagen wegen einer akuten Verschlechterung (Exacerbation durch Infekt) hospitalisiert. Der Befund zeigt als Hauptproblem grosse Mengen von Sekret, das nur schwerlich mobilisiert werden kann. Ziel in dieser Situation wird die Sekretmobilisation mit unterstützenden Massnahmen (beispielsweise Inhalation) sein.

Derselbe Patient wird nach drei Wochen der Physiotherapie zur «Atemtherapie» zugewiesen. Der Patient mobilisiert sein Sekret wie gewöhnlich, es sind keine ausserordentlichen Lungenbefunde mehr zu finden – jetzt wird ein mittelfristig wirksames Ausdauertraining die Therapie der Wahl sein.

Klinische Anwendung 1.5: Therapieziele

Procedere			
geplant	Procedere (kurz / mittel)		
24.11.97	1.	kurz	Inhalation β2-Mimetikum, huffen, LEGOS
		mittel	Hustentechnik schulen, Inhalationstechnik kontrollieren
			Krafttraining Atemmuskulatur, Ausdauertraining
			Reinigung obere Luftwege, Nikotinabstinenz
24.11.97	2.	kurz	TENS, Eis, Thoraxbandage mit Unterlage
			Kontakt mit Arzt wg. Osteoporose
		mittel	sanfte Mobilisation Rippenwirbelgelenke / BWS

Abb. 1.7: Beispiel zur Auswahl der Behandlungstechniken

erhöhten Atemwegswiderstandes sein; ein akuter Spasmus oder Sekret bei einer exacerbierten Bronchitis muss sicher in kürzester Frist wirksam behandelt werden, ein Ausdauertraining wird seine Wirkung erst mittelfristig zeigen können.

Planung der aktuellen Behandlung

Behandlungs-
methoden

Im fünften Schritt werden nun die auf Problemliste und Behandlungsziele abgestimmten Behandlungsmethoden für die aktuelle Behandlung festgelegt. Dieser Schritt ergibt sich wiederum folgerichtig, wenn die vorangegangenen Schritte sauber ausgeführt worden sind. Oft sind für ein Behandlungsziel verschiedene Behandlungsmethoden möglich. Auch dieser Entscheid erfolgt unter Einbezug der Beurteilung von Belastungsschwelle und Irritierbarkeit. Das Planen weiterer Behandlungsschritte macht in dieser Phase meist keinen Sinn, weil die weitere Behandlung stark von der Evaluation der ersten Behandlung abhängt.

Evaluation

Für die anschliessende Behandlung und Evaluation sollten die wesentlichen Faktoren wie beispielsweise Dosierung der Technik, Ausgangsstellung, erwartete Auswirkung, etc., bereits in der Auswahl der Behandlungsmethoden festgelegt worden sein. Während der gesamten Behandlung sind aber die tatsächlichen Reaktionen der Patientin oder des Patientin mit den erwarteten Reaktionen zu vergleichen. Reagiert die Patientin oder der Patient in unerwarteter Weise, so muss sich die Therapeutin oder der Therapeut fragen, ob

- ein Problem falsch oder nicht erfasst,
- die falsche Behandlungsmethode ausgewählt oder
- die richtige Behandlungsmethode falsch dosiert wurde.

Die Behandlung ist entsprechend anzupassen, sei es durch Änderung   anpassen
der Dosierung, der Ausgangsstellung oder durch Wechsel der Technik,
oder, falls ein Problem falsch oder nicht erfasst wurde, durch erneutes
Untersuchen und Interpretieren. Diese fortlaufende Evaluation ermöglicht erst eine effiziente Behandlung, in der gezielt auf die therapeutischen Probleme der Patientin oder des Patienten eingegangen wird.

Eine (auch objektive) Verbesserung kann auch durch den Placebo-
Effekt zustande kommen. Die Therapeutin oder der Therapeut muss sich   Placebo-Effekt
in diesem Falle bewusst sein, dass der Erfolg nicht auf der spezifischen
Wirkung der angewandten Technik beruht. Andernfalls wird dieser Technik eine ihr nicht zukommende Wirksamkeit zugeordnet und sie wird aufgrund solcher Erfahrungen bei späteren Behandlungen fälschlicherweise
eingesetzt werden. Gleiches gilt für die Spontanheilung.

Aufzeichnung

Die Aufzeichnung der Untersuchungsbefunde, der Problemliste, der Behandlungsziele und -massnahmen und des Behandlungsverlaufs sollten
so gehalten sein, dass sich auch Kolleginnen oder Kollegen ohne grosse
Probleme über Hauptbeschwerden der Patientin oder des Patienten und
über die bereits durchgeführte Physiotherapie informieren können.

Einheitliche Formulare, wie sie als Beispiele für Problemliste, Be-   Formulare
handlungsziele und Procedere vorgestellt wurden, kommen dieser Ziel-

---

Bei einer Patientin werden in der körperlichen Untersuchung rechts basal
hochfrequente Rasselgeräusche, Bronchialatmen und gedämpfter Klopfschall
gefunden. Die Therapeutin legt die Patientin richtigerweise auf die linke
Seite und wendet als Technik MITF an. Als Evaluationsparameter wählt sie
die Auskultation. Nach 15 Minuten macht sie einen Wiederbefund und ist
enttäuscht, weil keine Veränderung eingetreten ist.

Die Enttäuschung ist unbegründet: Bei Störungen in der Lungenperipherie kann durch diese Therapie nicht so schnell eine Veränderung erwartet
werden. In Einzelfällen kann ein Lungengebiet in diesem Moment eröffnet
werden, meist wird der Besserungsprozess aber mehr Zeit benötigen. Ganz
anders wäre die Situation, wenn grobe Rasselgeräusche gefunden worden
wären – diese sollten durch eine gezielte Theapie sofort beeinflussbar sein
(bsp. AD oder LEGOS, bzw. Husten).

Als Evaluationsparameter bei MITF könnte einzig die Oxymetrie eingesetzt werden, auch diese aber nur zur Überprüfung allfälliger negativer
Reaktionen der Patientin auf die angewandte Therapie

Klinische Anwendung 1.6: Evaluation

Verlauf			
Datum	s: subjektiv / o: objektiv / b: Beurteilung / p: Procedere		
27.11.97	ad 1.	s:	weniger Atemnot, viel Sekret
		o:	Rg grob basal re ++ lageabhängig, Sekret
		b:	Sekret basal re distal
		p:	LEGOS re, Beginn Instruktion AD
	ad 2.	s:	bei Husten weiterhin Schmerzen, Eis+TENS tut gut
		o:	Palp.Schmerz Rippen 4+5 li Axillarlinie, Krepitus (Husten)
		b:	Rippen# 4+5 li
		p:	Eis+TENS weiter, Thoraxfixation m. Bandage während PT

Abb. 1.8: Beispiel für ein Verlaufsblatt

setzung entgegen. Durch Vereinheitlichung der Symbolik sollten die Aufzeichnungen auf dem Befundformular allgemein lesbar sein, in den bereits vorgestellten Formularen sollte mit der Aufzeichnung als Text ohnehin kein Problem entstehen. Diese problemorientierte Form der Aufzeichnung von Problem, Zielsetzung und Behandlung findet ihre Fortsetzung im Verlaufsblatt, wobei wiederum explizit auf die Problempunkte verwiesen wird. Darin liegt wohl auch die Stärke dieses Systems begründet. Das Verlaufsblatt wiederspiegelt die vorher beschriebenen Elemente einer Befundaufnahme im Kleinen – jede Behandlung beginnt mit einer kurzen Evaluation, einer Standortbestimmung. Wer ausführlicher notieren will, (beispielsweise zur Dokumentation der Effizienz einzelner Therapieschritte), kann dieses System selbstverständlich weiter ausbauen.

Verlaufsblatt

Die in diesem Kapitel vorgestellten und weitere Formulare können von der Website der Analytischen Atemphysiotherapie heruntergeladen werden (Adresse im Anhang). Neben dem Formularsatz «Befund Innere Medizin» findet sich dort auch der Formularsatz «Funktionsdiagnose». Dieser wurde mit Lernenden der Schule für Physiotherapie am AZI Bern entwickelt und hilft gerade ungeübten Physiotherapeutinnen, weil diese in der Regel viel gewinnen, wenn sie die Funktionsdiagnose mit der zugehörigen Analyse stichwortartig zu Papier bringen. Interpretieren heisst denken, denken heisst formulieren. Wer gezwungen wird, die Interpretation ausformuliert niederzuschreiben, wird auch gezwungen, darüber nachzudenken...

LITERATURVERZEICHNIS

[1]   S Britton, M Bejstedt und Vedin L. Chest physiotherapy in primary pneumonia. *Br Med J*, 290:1703–1704, 1985.

[2]   RG Crystal, JB West, Weibel ER et al. *The Lung: Scientific Foundations*. Raven Press, New York, 1991.

[3]   RA Garibaldi, MR Britt, ML Coleman und JC Reading. Risk factors for postoperative pneumonia. *Am J Med*, 70(3):677–80, 1981.

[4]   V E Gilbert. Detection of pneumonia by auscultation of the lungs in the lateral decutibuts positions. *Am Rev Respir Dis*, 140:1012–1016, 1989.

[5]   W Graham und D A Bradley. Efficacity of chest physiotherapy and intermittent positive pressure-breathing in the resolution of pneumonia. *N Engl J Med*, 12:624–627, 1978.

[6]   K Iwamoto, S Ichiyama, K Shimokata und N Nakashima. Postoperative pneumonia in elderly patients: incidence and mortality in comparison with young patients. *Intern Med*, 32(4):274–7, 1993.

[7]   SC Jenkins, SA Soutar, JM Loukota, LC Johnson und J Moxham. Physiotherapy after coronary artery surgery: are breathing exercises necessary? *Thorax*, 44:634–639, 1989.

[8]   PT Macklem und J Mead. *Handbook of Physiology: The Respiratory System*. American Physiological Society, Bethesda, 1986.

[9]   G D Maitland. *Manipulation der Wirbelsäule*. Springer, Berlin, 1992.

[10] G Postiaux. *Kinesitherapie respiratoire et auscultation pulmonaire*. De Boeck, Bruxelles, 1990.

[11] G Postiaux. *Kinésithérapie respiratoire de l'enfant*. DeBoeck Université, Bruxelles, 1998.

[12] M Rang. The Ulysses syndrome. *Canad med Ass J*, 106:122–123, 1972.

[13] P W Straub. Nachwuchs in Innerer Medizin. *Schweiz med Wschr*, 121:1435–1438, 1991.

[14] Kraman SS Thacker RE. The prevalence of auscultatory crackles in subjects without lung disease. *Chest*, 81(6):672–4, 1982.

[15] JA Thomas und JM McIntosh. Are incentive spirometry, intermittent positive pressure breathing, and deep breathing exercises effective in the prevention of post-operative pulmonary complications after upper abdominal surgery? A systematic overview and meta-analysis. *Phys Ther*, 74:3–10, 1994.

[16] J B West. *Respiratory Pathophysiology – the essentials*. Williams & Wilkins, Baltimore, 1990.

[17] J B West. *Respiratory Physiology – the essentials*. Williams & Wilkins, Baltimore, 1990.

[18] P Workum, SK Holford, EA Delbono und RL Murphy. The prevalence and character of crackles (rales) in young women without significant lung disease. *Am Rev Respir Dis*, 126(5):921–3, 1982.

Anamnese

Kapitel **2**

Inhalt

Basis Die Anamnese bildet die Basis der Untersuchung und Behandlung. Mit der Anamnese soll die therapeutische Problematik des Patienten hypothetisch erfasst, die Belastbarkeit und die Irritierbarkeit festgelegt werden. Diese Hypothese muss in der anschliessenden objektiven Untersuchung gezielt überprüft werden.

Inhalt der Anamnese Zum Gesamtbild der Patientin gehören nicht nur körperliche, sondern auch psychische und soziale Aspekte. Eine gute Anamnese ermöglicht also die bio-psycho-soziale, ganzheitliche Beurteilung der Patientin. Auf die Technik und die Grundlagen der Anamnese kann hier nicht so ausführlich eingetreten werden, wie dies eigentlich notwendig wäre. Es werden in erster Linie für Lungenerkrankungen typische Symptome besprochen, die während der Anamnese obligat abzufragen sind.

Weil der anschliessend vorgestellte, stark strukturierte Ablauf die Gefahr in sich trägt, dass die Anamnese zur reinen Datensammlung verkommt, soll vorerst ein (zu kurzer) Exkurs in die bio-psycho-soziale Beurteilung der Patienten den Fokus auf die integrative Medizin richten.

Bio-psycho-soziale Anamnese

Allgemeines

integrative Medizin Adler und Hemmeler fordern mit Nachdruck einen Paradigmenwechsel von der rein «mechanischen» (= somatischen) zur «integrativen» (= somatisch-psychisch-sozialen) Medizin[1, 3]. Dies bedeutet im Wesentlichen eine Abkehr von der reinen «Biomedizin». Adler und Hemmeler beschrie-

Biomedizin

ben diese, im Unterschied zur integrativen Medizin, als

- reduktionistisch (Erklärung des Ganzen durch Erforschung der kleinsten Bausteine des Organismus),

- deterministisch (gleiche Ursachen bedingen gleiche Folgen),

- unpersönlich (der Körper funktioniert mit Seele gleich gut oder gleich schlecht wie ohne) und

- ungeschichtlich (Erfahrungen spielen keine Rolle).

Gerade der analytische Ansatz könnte zu reduktionistischem und dterministischem Denken verleiten, weil der Versuch einer Zuordnung zu einem klinischen Muster oder die Analyse immer das Modellieren und damit eine Reduktion der Realität beinhalten. Dieser Problematik lässt sich nur begegnen, wenn sich die Physiotherapeutin dieser Gefahr bewusst ist und ihre klinischen Muster auch psychosoziale Aspekte enthalten.

Ein wesentlicher Unterschied zur integrativen Medizin liegt auch darin, dass Ärztinnen und Therapeuten als aussenstehende Beobachter erscheinen. Im bio-psycho-sozialen Konzept sind sie mit ihrer Präsenz in den Situationskreis eingebunden. Diese Wechselwirkung zwischen Therapeutin und Patientin spielt in jeder therapeutischen Beziehung eine wichtige Rolle.

Mit der Anamnese darf nicht eine ausschliesslich anatomisch und (patho-) physiologisch orientierte Datensammlung betrieben werden. Diese (wichtigen) Daten sollen kombiniert werden mit Informationen zur Stimmungslage, zur Persönlichkeit, zur sozialen Situation, zu Verlusterlebnissen und zur eigenen Reaktion auf das Verhalten der Patienten. Der Patient soll, angeregt und motiviert durch die Physiotherapeutin, so spontan wie möglich berichten. Sie wird gelegentlich strukturierend eingreifen müssen, um zusätzliche Informationen zu einer bestimmten Aussage zu erhalten, sie wird assoziativ auf andere Gebiete überleiten, die für die Beurteilung wesentlich sind. Die Therapeutin wird sich daran gewöhnen, dass sie nur noch die Schlüsselsymptome und -informationen sofort festhält (und die Schlüsselsymptome mit einem Stern versieht), die übrigen Tatsachen aber erst nachher notiert. Damit bleibt sie offen für nonverbale Äusserungen der Patientin, die oft von grosser Wichtigkeit sind.

Wechselwirkung Therapeutin – Patientin

bio-psycho-soziale Anamnese

nonverbale Äusserungen

Psychogene Störungen

Wie gelingt es, psychische und soziale Aspekte in der Anamnese zu berücksichtigen? Adler beschreibt typische Anamnesen für somatogene bzw. psychogene Störungen am Beispiel des atypischen Gesichtsschmerzes. Als typische Affekte der Zuhörerin herrschten bei der Patientengruppe mit psychogenen Schmerzen Langeweile, Ärger, Ungeduld, fehlende Empathie und fehlende Aufmerksamkeit vor[2] (Tab. **2.1**).

typische Anamnese

Affekte der Zuhörerin

- Lokalisation vage angegeben
- Schmerzqualität unklar beschrieben
- Affekt passt nicht zu Schmerz
- Schmerz immer vorhanden
- keine schmerzverschlimmernden Faktoren vorhanden
- Schmerz durch Willkürmotorik nicht verschlimmert
- keine schmerzlindernden Faktoren vorhanden
- Schmerz durch Willkürmotorik nicht gelindert
- Schmerzreaktion auf Analgetika atypisch
- Symptom mit Anatomie / Physiologie nicht vereinbar
- durch Schmerz in klar umschriebenen Lebensbereichen nicht gestört
- Schmerz abhängig von mitmenschlichen Beziehungen geschildert

Tab. 2.1: Typische Hinweise für psychogene Störungen nach Adler[2]

Fachpersonen

Physiotherapeuten sind psychologisch meist kaum oder überhaupt nicht ausgebildet – bei Vorliegen von deutlichen Hinweisen auf eine psychogene oder soziale Störungsursache sollte mit den entsprechenden Fachpersonen Kontakt aufgenommen werden. Dabei geht es nicht darum, den Patienten «weiterzureichen». Psychische Störungen können teilweise mit physiotherapeutischen Behandlungsmethoden (Wärme, Bewegung etc.) unterstützend behandelt werden. Hier kann ein klärendes Gespräch mit dem Spezialisten neue Möglichkeiten aufzeigen.

Ziele der Anamnese

Hypothesen

Nach der Anamnese muss die Physiotherapeutin eine oder mehrere Hypothesen zur funktionellen Problematik aufgestellt haben. Diese Hypothese(n), die Belastungsschwelle (Suffizienz) und die Irritierbarkeit bestimmen direkt die anschliessend anzuwendenden Untersuchungs- und Behandlungsmethoden methoden.

Das Erfassen der funktionellen Problematik sowie das Konzept der Störungsursachen wurden im vorhergehenden Kapitel bereits ausführlich behandelt. Bei den Störungsursachen ist noch hinzuzufügen, dass der Gegensatz äussere ⟷ innere Mechanik nicht mit der Gegenüberstellung Restriktion ⟷ Obstruktion gleichgesetzt werden kann: Der Gegensatz äussere ⟷ innere Mechanik beruht auf der Konzeption von Atempumpe (= äussere Mechanik) und Gasaustauscher (= innere Mechanik). Die Gegenüberstellung Restriktion ⟷ Obstruktion bezieht sich auf eine funktionelle Einteilung von Lungenerkrankungen, wobei die Restriktion über die verminderte Elastitzität definiert, die Obstruktion aber durch einen erhöhten Atemwegswiderstand gekennzeichnet ist.

> Patientin A sitzt am Tisch im Spitalzimmer. Sie berichtet von intermittieren-
> der Atemnot und frühmorgendlichen Schlafstörungen (Aufwachen wegen
> Hustenanfällen). Ihr Mann fügt hinzu, dass ihre Atmung in der Nacht häufig
> «pfeife». Sonst fühlt sie sich im Moment wohl.
>
> Patientin B sitzt im Bett, hält sich mit beiden Händen am Bettgriff und
> berichtet in kurzen, abgehackten Sätzen, dass sie dauernd Atemnot verspü-
> re und bereits nach der zehnminütigen Morgentoilette am Lavabo völlig
> erschöpft sei.
>
> Während wir Patientin A problemlos belasten können, ist Patientin B
> überhaupt nicht belastbar. Ihre Atemnot müssen wir sicherlich nicht repro-
> duzieren – sie ist ja dauernd präsent – bei ihr werden wir am ehesten das
> Mass der Atemnot festhalten und direkt versuchen, diese durch einfache
> Massnahmen zu lindern.

Klinische Anwendung 2.1: Belastungsschwelle

Die beiden Begriffe «Belastungsschwelle» und «Irritierbarkeit» sind im ersten Kapitel eingeführt, aber nie genau definiert worden, so dass dies hier nachgetragen wird.

Belastungsschwelle

Die Belastungsschwelle bezeichnet die Leistung, die eine Patientin noch gerade erbringen kann, *bevor* sie sich überlastet. Anders ausgedrückt legt die Physiotherapeutin mit der Belastungsschwelle eine Limite fest, bis zu der sie die Patientin während der folgenden Untersuchung oder während der Behandlung *gefahrlos* belasten kann. `Limite`

Dieser funktionell definierte Begriff ist also nicht gleichzusetzen mit den beiden klinischen Bezeichnungen «respiratorische Insuffizienz» (früher Partialinsuffizienz und «Ventilationsinsuffizienz» (früher Globalin-suffizienz). Diese beschreiben eine Minderfunktion des Atemapparates (Gasaustauscher und/oder Pumpe) mit daraus resultierenden Blutgasver-änderungen. Die respiratorische Insuffizienz wird durch eine Hypoxämie unter Ruhebedingungen bei bei gleichzeitiger Normo-/Hypokapnie defi-niert. Bei der Ventilationsinsuffizienz reicht die Gesamtventilation nicht mehr aus, um das zentralvenös anfallende CO_2 abzuatmen – es kommt neben der Hypoxämie zur Hyperkapnie.

Die Belastungsschwelle soll so genau wie möglich angegeben wer-den. Umschreibungen «nach einigen Stufen» «wenn er einen Moment gegangen ist» sind ungenügend, weil sie zu wenig genau formuliert sind. Klare Beschreibungen (bsp. «in Ruhe Oberkörer 30 Grad», «ruhig gehen nach 50m» oder «nach zwei Stockwerken») helfen der Therapeutin beim Planen der Untersuchung und beim Festlegen der Therapieziele wesent-lich weiter. `klare Beschreibung`

Irritierbarkeit

drei Fragen   Zur Beurteilung der Irritierbarkeit muss die Physiotherapeutin drei Fragen klären:

▓ Welche Handlung oder Bewegung in welcher Intensität ruft die Beschwerden hervor?

▓ Wie sind Qualität und Intensität dieser Beschwerden?

▓ Wie lange dauert die Erholungszeit, bis sich die Intensität und Qualität wieder auf das Mass vor dem Reiz reduziert haben?

Eine Patientin ist dann irritierbar, wenn

▓ die Handlung oder Bewegung einen minimen Reiz darstellen und trotzdem eine massive Symptomatik auslösen, oder

▓ die Intensität der ausgelösten Symptome sehr hoch oder die Qualität der ausgelösten Symptome sehr massiv ist, oder

▓ die Dauer der Erholungszeit, bis sich die Symptome zurückgebildet haben, sehr lange ist.

Ein Patient wird als irritierbar bezeichnet, wenn mindestens einer dieser drei Aspekte zutrifft. Wenn die Physiotherapeutin die Irritierbarkeit bejaht, so muss sie angeben, bezüglich was die Patientin oder der Patient irritierbar ist (bsp. «irritierbar bezüglich forcierter Exspiration wegen lange dauernder Hustenattacke»).

Bedeutung der   Diese Beurteilung ist für die Planung der körperlichen Untersuchung
Irritierbarkeit   von grosser Bedeutung. Eine Patientin, deren Störung wenig irritierbar ist, kann problemlos auch belastendere Untersuchungstechniken verkraften. Eine Patientin aber, deren Störung stark irritierbar ist, muss viel vorsichtiger untersucht werden, damit die Situation durch die Untersuchung nicht zusätzlich verschlimmert wird und damit nicht durch eine belastende Untersuchungstechnik die später resultierenden Befunde verfälscht (oder verunmöglicht) werden.

Das Bestimmen der provozierenden Handlung, der Qualität / Intensität und der Dauer geschieht ausdrücklich anamnestisch, das heisst, die Beurteilung muss vor der klinischen Untersuchung erfolgen.

Art der Erkrankung

Vorsichtssituation   Ebenfalls bereits nach der Anamnese muss die Physiotherapeutin beurtei-
Kontraindikation   len können, ob die Art der Erkrankung besondere Vorsichtsmassnahmen erfordert oder sogar eine Kontraindikation für gewisse Untersuchungs- oder Behandlungstechniken darstellt.

Nach einer Operation könnten beispielsweise die Lokalisation der Inzision oder ein noch liegendes Drain eine Vorsichtssituation darstellen.

Patientin A berichtet von einem lästigen Reizhusten, der vor allem beim Treppensteigen nach 3-4 Stockwerken auftritt, verbunden mit einer leichten Atemnot. Nach einer Pause von 5 Minuten sind die Beschwerden wieder verschwunden.

Patientin B berichtet ebenfalls von einem Reizhusten, der allerdings bereits bei mehrmaliger Tiefatmung und beim Drehen im Bett auftritt. Einmal ausgelöst, hat die Patientin während rund zwanzig Minuten einen Reizhusten mit mehreren Hustenattacken pro Minute.

Patientin A weist eine wenig irritierbare Störung auf – sie können wir ohne besondere Vorsichtsmassnahmen untersuchen, mit dem Ziel, die Beschwerden zu reproduzieren. Patientin B weist eine hochgradig irritierbare Störung auf. Bei ihr müssen wir sehr gut überlegen, welche Untersuchungsmethoden wir auswählen wollen, bei ihr werden wir auf die Reproduktion der Beschwerden verzichten (da ja die Untersuchung durch den lang anhaltenden Reizhusten verunmöglicht würde).

Klinische Anwendung 2.2: Irritierbarkeit

Hat sich das Beschwerdebild innerhalb kurzer Zeit verschärft, so wird der Therapeut entsprechend vorsichtig ans Werk gehen. Bei einer schweren obstruktiven Pneumopathie mit erhöhtem pCO_2 ist die Gabe von O_2 nur unter direkter Beobachtung des Patienten zulässig. Es gibt noch eine Vielzahl von weiteren Vorsichtssituationen, die sich in der Regel aus der Pathologie ableiten lassen.

Leitsymptome

Die Leitsymptome sind während der Anamnese gezielt abzufragen. Dazu gehören die *Dyspnoe*, der *Husten* (ev. mit Sekret), der *Thoraxschmerz* und die *Zyanose*. Da diese Leitsymptome für einerseits wichtig für die physiotherapeutische Beurteilung, andererseits aber auch bedeutsam für das Erkennen von Risikosituationen sind, werden wir ausführlicher auf sie eintreten. [4–7, 9, 10]

Dyspnoe

Als Dyspnoe bezeichnen wir eine von der Patientin subjektiv empfundene Atemnot. Die Patientin muss die Empfindung als Atemnot beschreiben, nicht der Therapeut! Klinisch bedeutsam ist die Dyspnoe dann, wenn sie für den Patienten bei einer für sein Empfinden zu tiefen Belastungsschwelle auftritt.

Definition

Die Dyspnoe kann nach einer subjektiven Skala wie der Borg-Skala (12-er Skala mit Leitworten, siehe Abb. **2.1**) oder nach der Belastungs-

Einteilung

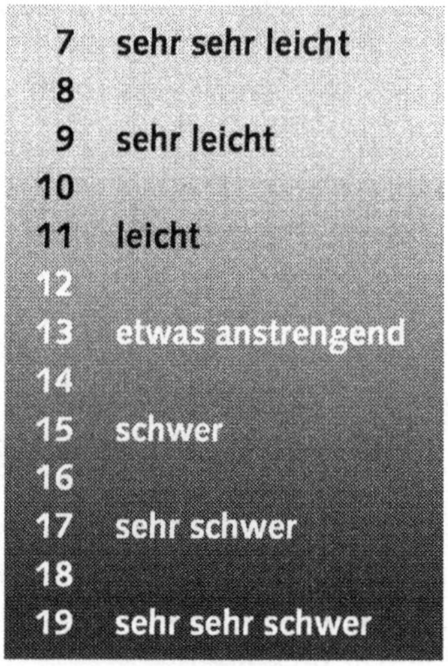

7	sehr sehr leicht
8	
9	sehr leicht
10	
11	leicht
12	
13	etwas anstrengend
14	
15	schwer
16	
17	sehr schwer
18	
19	sehr sehr schwer

Abb. 2.1: Borg-Skala

schwelle, bei der die Dyspnoe auftritt (Dyspnoe-Skala der American Thoracic Society, siehe Tab. **2.2**). Das Festlegen des Schweregrads ist besonders für die langfristige Verlaufsbeurteilung (und Überprüfung der therapeutischen Anwendungen) wichtig. Eine Dyspnoe kann durchaus auch psycho-soziale Ursachen haben. Als Hinweis darauf können die bereits früher erwähnten Kriterien dienen. Bevor eine Dyspnoe aber als primär psycho-sozial beschrieben wird sollten mögliche somatische Ursachen zuvor ausgeschlossen worden sein.

Klinik   Die Patienin beklagt sich über eine zu schnelle Atmung, eine erschwerte Ein- oder Ausatmung, «nicht durchatmen können», Erstickungsgefühl, Lufthunger, Kurzatmigkeit.

Klasse	Schweregrad	Beschreibung
0	keine Dyspnoe	keine Beschwerden beim raschen Gehen in der Ebene oder bei Gehen mit leichter Steigung
1	mild	Kurzatmigkeit beim raschen Gehen in der Ebene oder bei Gehen mit leichter Steigung
2	mässig	aufgrund von Kurzatmigkeit langsamerer Gang in der Ebene als Altersgenossen oder Pausen zum Atemholen auch bei eigenem Schritttempo
3	schwer	Pausen zum Atemholen nach einigen Minuten oder nach etwa 100 m im Schritttempo
4	sehr schwer	zu kurzatmig um das Haus zu verlassen. Atemnot beim An- und Ausziehen

Tab. 2.2: Dyspnoe-Skala der American Thoracic Society

Charakteristikum	Hinweis für
intermittierend	Asthma bronchiale, Linksherzinsuffizienz, rezidivierende Lungenembolie
persisitierend / progredient	COPD, Fibrose, Anämie
nächtlich	Asthma bronchiale, Linksherzinsuffizienz, gastroösophagealer Reflux
im Liegen	Linksherzinsuffizienz, abdominelle Raumforderung, obstruktive Atemwegserkrankung, Zwerchfellparese
nach Belastungsende	Anstrengungsasthma
belastungsunabhängig	allergisches Asthma, psycho-soziale Ursache

Tab. 2.3: Anamnestische Besonderheiten der Dyspnoe

Während der Anamnese müssen die genaue Beschreibung, die Begleitumstände (Zusammenhang mit körperlicher Aktivität?), auslösende oder erschwerende Faktoren, der Schweregrad sowie die Form und der Zeitpunkt des Auftretens unbedingt erfasst werden. Die in Tabelle **2.3** aufgeführten anamnestischen Besonderheiten können Hinweise auf die zugrundeliegende Pathologie bzw. Störungsursache geben.
Anamnese

Husten

Der Husten ist das häufigste pneumologische Symptom überhaupt. Er wird definiert als reflexartige oder willkürliche maximale Exspiration nach Aufbau eines hohen Druckgradienten bei geschlossener Stimmritze.
Definition

Für die Physiotherapeutin ist die Unterscheidung des trockenen, unproduktiven Husten vom produktiven Husten von grosser Bedeutung für die Problembeurteilung. In Tab. **2.4** sind die wichtigsten klinischen und anamnestischen Elemente aufgeführt, die Hinweise für die verschiedenen Störungen geben können.
Einteilung

Jeder länger dauernde Husten (über 3-4 Wochen) ist grundsätzlich pathologisch und sollte ärztlich abgeklärt werden. Langjährige Raucherinnen und Raucher werden die Frage nach Husten oft verneinen (vielleicht sogar als Schuldzuweisung betrachten). Das morgendliche (tägliche) Abhusten von Schleim wird von diesen Patientinnen und Patienten oft als normal empfunden. Auch Kinder, die über längere Zeit husten, sollten abgeklärt werden – oft verzichten Eltern auf eine Untersuchung, weil sie Angst vor möglichen Vorwürfen des Arztes haben. Zähes, visköses Sputum spricht meist für eine mangelnde Hydrierung der Patientin oder des Patienten. Diesem Punkt muss besondere Beachtung geschenkt werden, weil eine genügende Hydrierung des Sekrets eine wesentliche Voraussetzung für eine erfolgreiche Sekretmobilsation darstellt.
Hydrierung

Charakteristikum	Hinweis für
akut (< 3 Wochen)	meist respirat. Infekte. **CAVE!** Husten kann Zeichen potentiell lebensbedrohlicher Erkrankungen sein (Herzinsuffizienz, Lungenembolie, Aspiration, Perikarditis)
mit atemabhäng. Schmerzen	Pleuritis
chronisch (> 3 Wochen)	meist nicht primär Infekt, meist klin. Zusatzinformation nötig zur Abklärung (Asthma, Tumor, Fibrose, Schleimhautnoxen.
nächtlich	Asthma bronchiale, Linksherzinsuffizienz
chronisch (> 3 Wochen, klinisch, radiologisch und spirometrisch o.B.	bronchiale Hyperreagibilität, chron. Entzündung der oberen Atemwege, chronische Bronchitis, gastroösophagealer Reflux, ACE-Hemmer, β-Blocker, psychogener Husten
Auswurf generell	Infekt, Bronchitis, Bronchiektasen, Cystische Fibrose, Karthagener Syndrom
Auswurf mukös	Virusinfektion, chronische Bronchitis
Auswurf purulent	eitriger Atemwegsinfekt
Auswurf viskös	Asthma bronchiale
Auswurf wässrig / schaumig / bei Lagewechsel	Aspiration, Fistel, Bronchiektasen
Auswurf blutig	siehe Abschnitt «Bluthusten»

Tab. 2.4: Husten

Bluthusten

Bluthusten ist immer ein ernsthaftes Warnsymptom, das in jedem Fall ärztlich abgeklärt werden muss. Das Spektrum reicht dabei von kleinsten Blutspuren im Sputum bis zum massiven Bluthusten mit Verlusten von über 300 ml/24 h.

Definition   Der Bluthusten kann nach der Menge des abgehusteten Blutes in Hämoptyse und Hämoptoe eingeteilt werden. Kleine Mengen vom Blut im Sputum bis zu 300 ml/24 h werden als Hämoptyse, grössere Blutungen mit über 300 ml/24 h als Hämoptoe bezeichnet.

Klinik   Die Patientin spricht von im Sputum sichtbaren Blut oder von reinem Blut, das abgehustet wird. Sie kann die Blutungsquelle meist nicht angeben. Bronchopulmonaloe, gastrointestinale und oropharyngeale Blutungen können nur sehr schwer unterschieden werden. Vordringlich ist immer die Beurteilung der Aktualität (Notfall?). Treten nur einzelne Spuren von Blut auf, insbesondere bei einer exacerbierten chronischen Bronchitis oder einer akuten Tracheobronchitis, so reicht eine Mitteilung an den Arzt nach der Behandlung. Eine Hämoptoe muss immer notfallmässig ärztlich versorgt werden, weil die Mortalität bei Sofortbehandlung bei

30–50 %, bei verzögerter Behandlung sogar bei 50–100 % liegt. Grössere Blutmengen im Sputum erfordern deshalb unmittelbar die Alarmierung des Arztes oder die notfallmässige Einweisung des Patienten ins Spital.

Hauptkriterium für einen ersten Entscheid (Notfall oder nicht) ist die Blutmenge. Als Mengenangaben eignen sich Begriffe wie Teelöffel, Esslöffel, Tasse. Die Farbe gibt in erster Linie darüber Auskunft, ob es sich um Alt- (dunkelrot bis braun) oder Frischblut (hellrot) handelt. Weitere Kriterien, die erfasst werden sollten, sind der Verlauf (einmalig, regelmässig, zunehmend) und die Risikofaktoren (Alter, Nikotin, Medikamente, Tracheobronchitis, chronische Bronchitis, Linksherzinsuffizienz, Antikoagulation, Karzinom, Fieber). *Anamnese*

Differentialdiagnostische Überlegungen müssen hier nicht angestellt werden, da die behandelnde Physiotherapeutin den Patienten in jedem Fall dem verantwortlichen Arzt zuweisen muss.

Thoraxschmerzen

Der Thoraxschmerz stellt ein Leitsymptom für Störungen der äusseren Mechanik dar: Die kleinen Atemwege, das Lungenparenchym und die viszerale Pleura enthalten keine Schmerzsensoren. Diese befinden sich in der parietalen Pleura, an den grossen Pulmonalarterien, im Myokard, am Ösophagus und an Brustwandstrukturen (Knochenhaut, Muskulatur, Gelenkstrukturen). *Leitsymptom äussere Mechanik*

Schmerzqualität- und lokalisation sind, abhängig von der Ursache, sehr unterschiedlich. Die wichtigsten Faktoren, die als Hinweise für eine Störungsursache oder eine Pathologie genutzt werden können, sind in Tabelle **2.5** zusammengefasst. *Klinik*

Zyanose

Die Zyanose ist immer ein wichtiger, objektiver Hinweis auf eine mangelnde Gewebeoxygenierung. Sie wird definiert als bläuliche Verfärbung der Haut und der Schleimhäute durch eine erhöhte Konzentration von nicht oxygeniertem Hämoglobin. Eine Zyanose wird sichtbar, wenn mindestens 5 g/dl nicht oxygeniertes Hämoglobin vorhanden sind (absoluter Gehalt!). Bei einer Anämie (Hb < 10 g/dl) ist eine Zyanose sehr selten sichtbar, bei einer starken Anämie mit einem Hb < 7 g/dl wäre der absolute O_2-gehalt bei sichtbarer Zyanose nicht mehr mit dem Leben vereinbar. Umgekehrt ist bei einer Polyglobulie eine Zyanose bereits bei einer geringgradigen Entsättigung sichtbar. *Definition*

Die Zyanose wird eingeteilt in zentrale (globale) und periphere (akrale) Zyanose: *Einteilung*

Ursache	Charakteristika
Pleural	genau lokalisiert, stechend, bei tiefer Inspiration verstärkt, bei Husten und Niesen sehr stark, meist mit Dyspnoe. Je nach Verlauf Hinweis für Pathologie: ▓ Abrupter Beginn: Trauma, Pneumothorax ▓ akut, zunehmend: Lungenembolie, Pleuropneumonie ▓ langsamer Beginn: maligner Tumor
Brustwand	scharf, stechend, durch Palpation auslösbar, ev. lokale Rötung, Überwärmung. Typische Schmerzursachen sind: ▓ traumatisch induziert: Beginn oft verzögert, bei Knochenmetastasen oder Osteopenie Fraktur durch Husten möglich ▓ Tietze-Syndrom: Rötung, Schwellung und Schmerzen der Knochen-Knorpelübergänge d. ventralen Rippen ▓ Radikuläres BWS-Syndrom / Herpes Zoster: scharfe Schmerzen in einem oder zwei Interkostalsegmenten
pulmonal-vaskulär	meist substernal, ausstrahlend in Hals oder Arme, ähnlich wie kardiale Ischämie. Typisch sind: ▓ Lungenarterienembolie: vernichtender Thoraxschmerz durch Überdehnung der grossen Pulmonalarterien ▓ primäre pulm. Hypertonie: belastungsabhängiger Thoraxschmerz durch Überdehnung des rechten Ventrikels
tracheobronchial	leichte Schmerzen retrosternal durch Reizung der Schleimhaut grosser Atemwege, meist provozierbar durch Husten
Schulter-Arm-Schmerz	starker Schmerz, von den Schultern in den Arm ausstrahlend. Typisch sind: ▓ Anatomische Engstellen oder Varianten (Bsp. Halsrippe) mit Kompression des neuro-vaskulären Bündels können Angina pectoris-artige Schmerzen im oberen Thorax- und Armbereich führen. ▓ Pancoast-Tumor: Lungenspitzen-Tumoren mit Einbruch in retroklavikuläre Weichteile führen zu segmentalen Schmerzen in den Segmenten C8 – T2 und zur Blockade des Ganglium stellatum (Horner-Syndrom)
myokardial	Thorakales Enge- und Drückgefühl retrosternal, in der Halsgegend, in Arm oder Oberbauch ausstrahlend. Bei Myokardinfarkt vernichtender Charakter und begleitet von vegetativen Symptomen (Schwitzen, Übelkeit, Kollaps
ösophageal	Oft schlecht von Angina pectoris zu unterscheiden, Schmerzausbreitung eher im Hals und submandibulär, häufig mit Körperlage oder Mahlzeiteneinnahme kombiniert
Aortendissektion	Abrupter, sehr starker Schmerz zwischen Hals und Abdomen, Ausstrahlungen in Rücken, begleitet von vegetativen Symptomen (Schweiss, Übelkeit)
psycho-sozial	somatisierte Reaktion meist in Form einer atypischen Angina pectoris (Bsp. Angstreaktion)

Tab. 2.5: Charakteristika und Ursache von Schmerzen im Thoraxbereich

Zentrale Zyanose: Zyanose der Körperspitzen (Finger, Zehen) *und* von zentralen Geweben (Zunge, Lippen). Als mögliche Ursache eine Störung der Bildung von oxygeniertem Hämoglobin durch einen gestörten pulmonalen O_2-austausch (Rechts-Links-Shunt, Verteilungsstörung, Diffusionsstörung, Hypoventilation) oder durch Vorliegen von Methämoglobin.

Periphere Zyanose: Zyanose der Akren (Finger, Zehen), keine Blauverfärbung der Lippen und der Zunge. Als Ursachen kommen eine Herzinsuffizienz, eine subtotale arterielle Stenose oder eine venöse Abflussstörung in Frage.

Bei der Anamnese sind vor allem Beginn, Dauer und eventuelle Begleitsymptome von Bedeutung. Diese Angaben erlauben mit der klinischen Beurteilung von zentraler oder peripherer Zyanose und einer pulmonalen und kardialen Untersuchung bereits eine gute Zuteilung zu möglichen Störungsursachen.

Anamnese

Ablauf der Anamnese

Der folgende, stark strukturierte Ablauf einer Anamnese geht davon aus, dass für die Beurteilung von funktionellem Problem, Suffizienz und Irritierbarkeit eine minimale Informationsdichte absolut notwendig ist. Gerade zu Beginn wird man sich von der Erzählung einer Patientin gerne ablenken lassen, mit dem unerwünschten Effekt, dass nach Abschluss der Anamnese (meist aus Zeitgründen) wichtige Informationen fehlen.

Informationsdichte

Die Physiotherapeutin muss ein Mass an Informationsdichte finden, das ihr sichere Entscheidungen erlaubt, ohne zuviel redundante Informationen aufzunehmen. MCDONALD und BARNETT haben das kritische Moment der Anamnese sehr gut beschrieben:

> The decisional content of directly observed clinical information is low; physicians often use a great deal of information to make a small decision. [8]

Von Bedeutung ist insbesondere die saubere Anamnese der Dimensionen eines Problems. ADLER und HEMMELER sprechen in diesem Zusammenhang treffend von den «sieben Dimensionen des aktuellen Leidens». Gemeint sind damit die obligaten Fragen nach zeitlichem Auftreten, Qualität, Intensität, Lokalisation und Ausstrahlung, Begleitzeichen, intensivierenden / lindernden Faktoren und Umständen. Man halte sich immer vor Augen, dass nach der Anamnese Belastungsschwelle und Irritierbarkeit beurteilt werden müssen – entsprechend genau sind diese Dimensionen zu erfassen.

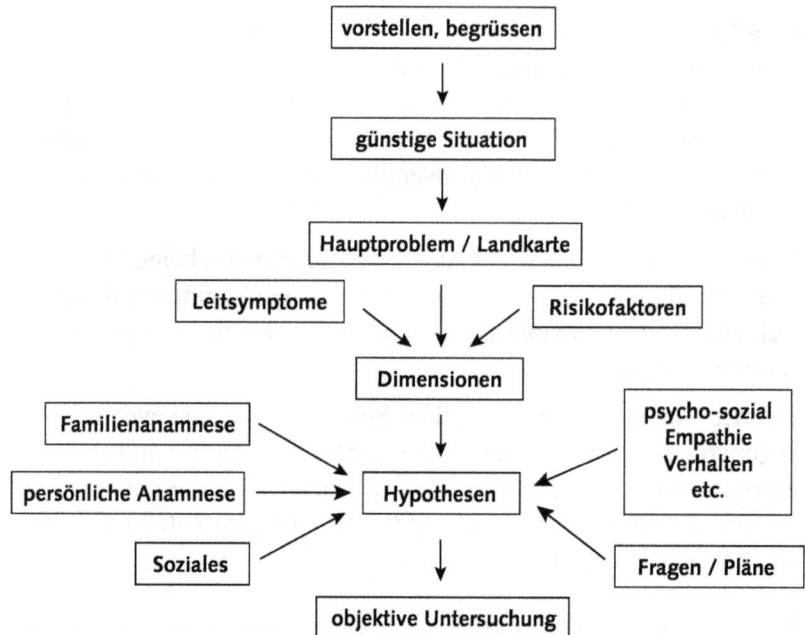

Abb. 2.2: Struktur der Anamnese

Die Abbildung **2.2** erklärt sich mehr oder weniger selbst. Keinesfalls darf nur nach dem Hauptproblem gefragt werden. Vielmehr ist eine eigentliche «Landkarte der Beschwerden» aufzunehmen – betroffene Körperpartien können im Körperschema direkt markiert werden. Damit vermindert sich die Gefahr, dass die Patientin oder der Patient nur aus dem internmedizinischen Blickwinkel betrachtet wird. Die psycho-soziale Beurteilung erfolgt während der gesamten Anamnese parallel zur «gezielten» Anamnese.

Landkarte der
Beschwerden

Abbildung **2.2** macht auch das im ersten Kapitel angesprochene Denken in klinischen Mustern deutlich. Die Therapeutin verwebt alle neu hinzukommenden Informationen in ihrem «Netz» und überprüft immer wieder, ob die dadurch gebildete Hypothesen im Widerspruch zum vorhandenen Wissen oder zu Teilinformationen des Patienten stehen. Dadurch gelangt sie relativ rasch zu einer definitiven Hypothese.

Notation

Wie bereits früher erwähnt, sollte die Physiotherapeutin während der Anamnese nicht mit Notieren so beschäftigt sein, dass wesentliche Signale des Patienten, insbesondere auch die Mimik und Gestik, völlig verloren gehen. Die Form der Notation richtet sich also nach der Regel «soviel wie nötig, so wenig wie möglich». Es ist hilfreich, Zitate des Patienten in Anführungszeichen zu setzen. So kann später klar zwischen Aussagen der Patientin und eigenen (möglicherweise bereits wertenden) Notizen unterschieden werden. Da auch Symptome der Anamnese sehr gut als Evaluationsinstrumente genutzt werden können, lohnt es sich, bei quantifizierten oder qualitativ klar eingeordneten Aussagen des Patienten einen «Stern» anzubringen. Alle mit ✳ versehenen Symptome können später, wenn die Analyse und die definitive Funktionsdiagnose schriftlich festgehalten wird, einfach wieder aufgefunden und als Evaluationskriterium verwendet werden.

Zitate der Patientin

Evaluation

LITERATURVERZEICHNIS

[1]   R Adler und W Hemmeler. *Praxis und Theorie der Anamnese*. Fischer, 1989.

[2]   Rolf Adler. *Das Schmerzsyndrom – eine interdisziplinäre Aufgabe*, Kapitel: Psychosomatische, diagnostische und therapeutische Überlegungen zum Gesichtsschmerz. VCH, 1987.

[3]   Rolf Adler. *Medizin für die Medizin*, Kapitel: Von der Biomedizin zur Infomedizin: Luxus oder Notwendigkeit? Helbling & Lichtenhahn, 1989.

[4]   G Cumming und SJ Semple. *Disorders of the Respiratory System*. Blackwell Scienific Publications, Oxford, 1980.

[5]   J Lorenz. *Checkliste Pneumologie*. Georg Thieme Verlag, Stuttgart, 1998.

[6]   J Macleod. *Clinical Examination*. Churchill Livingstone, Edinburgh, 1983.

[7]   H Matthys. *Pneumologie*. Springer, Berlin, 1988.

[8]   C J McDonald und G O Barnett. *Medical Informatics; Computer Applications in Health Care*, Kapitel: Medical-Record Systems. Addison-Wesley, 1991.

[9]   F Mueller und O Seifert. *Taschenbuch der medizinisch-klinischen Diagnostik*. Springer, Berlin, 1989.

[10] N Zöllner. *Innere Medizin*. Springer, Berlin, 1991.

Inspektion und Palpation

Kapitel **3**

Inhalt

Die im folgenden Abschnitt Inspektion und Palpation vorgestellten Untersuchungsmethoden sind – in Verbindung mit den anschliessend zu besprechenden Abschnitten Perkussion, Auskultation, und Spirometrie – meist genügend, um einen Patienten (für unsere Begriffe) umfassend beurteilen zu können. Jede Technik wird kurz vorgestellt, Normalwerte werden den am häufigsten vorkommenden Abweichungen gegenübergestellt, deren Interpretation wird kurz besprochen[2-5, 9-13]. Ein dazugehöriges Befundformular findet sich im Internet (Adresse im Anhang).

Übersicht

Wirbelsäule Die Form und die Funktion der Wirbelsäule sind unbedingt zu beurteilen, weil Veränderungen die Atemmechanik wesentlich beeinflussen können. Eine massive Skoliose, Kyphose, oder eine starke Hypomobilität der BWS sind gewichtige Störungen der äusseren Mechanik, die oft mit einer übermässigen abdominalen Atmung verbunden sind. Funktionell entsprechen diese Störungen einer *Restriktion*, die im Extremfall zur respiratorischen Insuffizienz führen kann (v.a. bei Kyphoskoliosen).

allgemeine Beobachtung Die Patientin sollte beim Gehen, beim Sich-Ausziehen (Beweglichkeit, Symmetrie der Bewegung, Anstrengung) und beim Sitzen (Sitzhaltung) beobachtet werden. Hochgezogene Schultern und stark prominente Atemhilfsmuskeln sind Anzeichen einer latenten *respiratorischen Insuffizienz*, die auf einer *Obstruktion* oder einer *Restriktion* basieren kann.

Trommelschlegelfinger (Verdickung der Endphalangen) und Uhrglas-
nägel sind wichtige Zeichen für eine chronische Hypoxie. Bei langjährigen Rauchern sind die Finger Nikotin-gefärbt (bei Ex-Rauchern ev. der
hintere Teil des Nagels ungefärbt). Bei Verdacht auf obstruktive Erkrankungen müssen immer die Halsvenen (obere Einflussstauung) und die
Peripherie wegen ev. vorhandener Rechtsherzinsuffizienz beurteilt werden.

Thoraxform

Die Beurteilung der Thoraxform liefert wichtige Hinweise für Störungen der äusseren Mechanik. Die Missbildungen der Wirbelsäule wurden
bereits im vorhergehenden Abschnitt erwähnt.

Die Trichterbrust (Pectus excavatum) ist charakterisiert durch eine oft   Trichterbrust
symmetrische Einziehung der vorderen Brustwand (Sternum und angren-
zende Rippen), teilweise verbunden mit dem Fehlen des vorderen Anteils
des Zwerchfells. Die Verkleinerung des a.–p. Thoraxdurchmessers kann
bei einer ausgeprägten Deformität den venösen Rückstrom beeinträchtigen. Die Kiel- oder Hühnerbrust (pectus carinatum), bei der das Sternum   Hühnerbrust
kantig nach vorne zuläuft, hat funktionell keine wesentliche Bedeutung.

Der Fassthorax (Thorax in Inspirationsstellung fixiert) ist in der Lite-   Fassthorax
ratur sehr oft beschrieben und als Leitbild für die chronische Obstruktion
angegeben. Er wird meist charakterisiert durch einen vergrösserten a.–p.
Thoraxdurchmesser. Dieses (messbare) Kriterium ist aber nicht unum-
stritten. Der typische fassförmige Aspekt des Thorax ist möglicherweise
eher auf die Kyphose und die expiratorische Aktivität der Bauchmuskulatur beim stark chronisch Obstruktiven zurückzuführen, als auf eine
effektive Veränderung der Thoraxform[8]. Die in Inspirationsstellung fixierten Rippen verstärken möglicherweise den optischen Eindruck, ohne
dass sich das Sternum wesentlich nach vorne bewegt hat. Während die
Veränderung des a.-p.-Thoraxdurchmessers also als Kriterium ungenügend erscheint, so kann doch der (subjekive) Eindruck des inspiratorisch
fixierten Thorax unter dem Stichwort *Fassthorax* festgehalten werden.

Epigastrischer Winkel

Der epigastrische Winkel, der durch die beiden Rippenbogen gebildet
wird, bildet (ebenso wie der Rippenwinkel) ein Mass für die Überblähung
der Lunge bzw. des Thorax. Die Messung erfolgt manuell durch Anlegen   Technik
der Hände, eine rein visuelle Beurteilung ist nur ausnahmsweise zulässig.

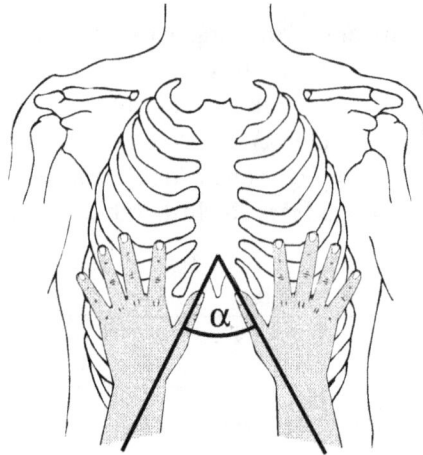

Abb. 3.1: Messung des epigastrischen Winkels (α)

Die beiden Hände werden so auf die beiden Hemithoraces gelegt, dass die Daumen wenig unterhalb des Proc. Xyphoideus zu liegen kommen und die Daumen auf den Rippenbogen aufliegen. Die beiden Daumen (bzw. Daumenspitze - caput radii dist.) bilden die beiden Messschenkel. In der Regel wird eine optische Schätzung des Winkels zur Beurteilung genügen.

Interpretation Normalerweise ist der epigastrische Winkel kleiner als 90°. Eine Vergrösserung des Winkels auf 120° und mehr ist ein deutliches Indiz für eine *fixierte Inspirationsstellung* des Thorax. Die Variation bei diesem Zeichen ist beträchtlich und entsprechend oft finden sich hier falsch positive Resultate.

Rippenwinkel Alternativ könnte grundsätzlich der Rippenwinkel (Abweichung der Rippenlängsachse von der Horizontalen) gemessen werden. Das Festlegen der Horizontallinie und der Einfluss einer allfälligen Kyphose lassen allerdings dieses Zeichen als weniger günstig erscheinen. Der epigastrische Winkel kann überdies im gleichen Arbeitsgang wie die Bewegungssymmetrie und das Hoover'sche Zeichen beurteilt werden.

Hoover's sign

Mit dem Hoover's sign kann die Funktion des Zwerchfells sehr gut beurteilt werden. Der epigastrische Winkel wiederspiegelt bei dynamischer Betrachtung zwei Kräfte, die in diesem Bereich wirken: Die Aktivität der mm. intercostales externi führt zur Auswärtsdrehung der Rippen. Das Zwerchfell bewirkt eine Einwärts- oder eine Auswärtsdrehung der Rippen, abhängig davon, ob der Kraftvektor des Diaphragmas oberhalb

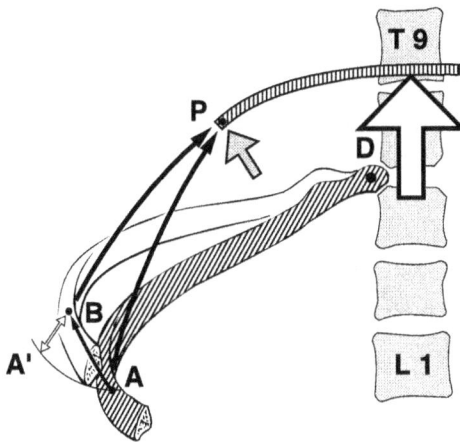

Abb. 3.2: Rippenbewegung durch Kontraktion des Diaphragmas[7]

oder unterhalb des Drehpunktes des entsprechenden Rippenwirbelgelenkes (RWG) verläuft.

Die Rippenbewegung durch Kontraktion des Diaphragmas sei zur   Rippenbewegung
Verdeutlichung noch einmal erklärt (siehe Abbildung **3.2**): Das Zwerchfell bewegt sich im Thorax wie ein Stempel in einer Spritze nach unten, bis diese Bewegung durch den Gegendruck der Baucheingeweide
gestoppt wird. Jetzt wird das Centrum tendineum zum Punctum fixum.
Die Rippe beschreibt um den Drehpunkt D einen Kreisbogen (AB). Die
Muskelfasern verkürzen sich um die Strecke A'B. Durch die Rippenbewegung hebt sich gleichzeitig das Sternum: Das Zwerchfell vergrössert
also alle drei Thoraxdurchmesser (vertikal, transversal und sagittal). Diese mehrschichtige Funktionalität des Diaphragmas, die durch den Wech-

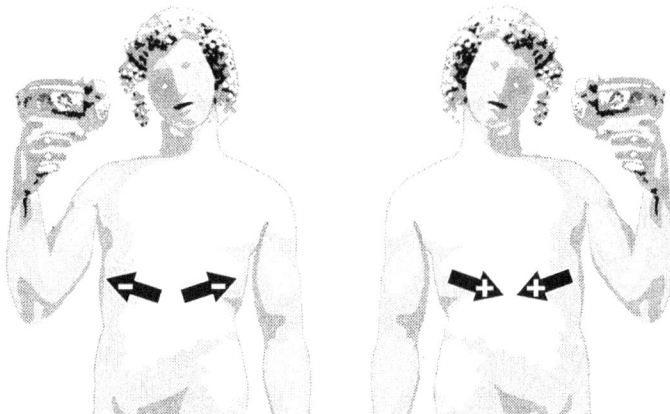

Abb. 3.3: Hoover's sign (Erklärung im Text)

sel von Punktum fixum und Punktum mobile zustande kommt, bildet die Begründung für das Hoover's-Sign[7].

Hoover's sign Das Einwärtsdrehen der Rippenbögen, d.h. die Verkleinerung des epigastrischen Winkels bei Inspiration, wird nach seinem Entdecker als *Hoover's sign*, als hooversches Zeichen beschrieben. Für die Notation verwenden wir die Begriffe *Hoover negativ* bei normaler Bewegung und *Hoover positiv* bei Einwärtsdrehung der Rippen (Abb. **3.3**). Die für das Hoover's sign verantwortliche Abflachung / Verkürzung des Diaphrag-**Interpretation** mas findet sich in erster Linie *bei obstruktiven Erkrankungen*, insbesondere beim Lungenemphysem. Dies erlaubt eine recht gute Abgrenzung rein restriktiver Störungen, bei denen das Hoover'sche Zeichen normalerweise nicht auftritt. Die Abflachung des Zwerchfells kann selten auch durch kardiologische Erkrankungen (z.B. dilatative Kardiomyopathie) bedingt sein. Aus der selektiven Parese der mm. intercostales ext. schliesslich kann ebenfalls ein positives Hoover'sches Zeichen resultieren.

Technik Zur Messung des Hoover's sign legt der Therapeut die Hände wie bei der Messung des epigastrischen Winkels an die Rippenbögen der Patientin. Diese atmet, vom RV ausgehend, maximal ein. Die Bewegung der Rippenbogen nach aussen und oben, die normale Bewegung, entspricht einem negativen Hoover's sign. Bewegen sich die Rippen im Verlaufe der Einatmung nach innen, so wird das Hoover'sche Zeichen als positiv gewertet. Der Zeitpunkt der Bewegungsumkehr gibt Aufschluss über den Grad der Zwerchfellveränderung. Die Ausführung dieses Tests erfordert eine hohe Konzentration der Untersucherin, weil die auftretenden Veränderungen sehr geringfügig sein können. Hoover beschrieb in seinen Publikationen um 1920 zahlreiche Varianten, die eine verfeinerte Beurteilung ermöglichen, aber den Rahmen dieses Unterrichts bei weitem sprengen ... [6]

Verkürzung ARORA ET AL. stellen die Verkürzung des Diaphragmas in Frage: Die Autoren überprüften bei einem (allerdings kleinen) Kollektiv von Leichen mit vergrösserter Totalkapazität die Länge des Zwerchfells und fanden keine signifikante Verkürzung der Muskelfasern[1]. Die funktionell vorhandene «Verkürzung» des Diaphragmas findet also offenbar kein morphologisches Korrelat.

Bewegungssymmetrie

Die Symmetrie der Atembewegung sollte unbedingt palpatorisch und nicht nur visuell beurteilt werden, weil dadurch auch sehr kleine Unter-**Technik** schiede noch festgestellt werden können. Die Hände werden am besten

Frau A., 56-jährig, musste vor 4 Tagen eine Leberteilresektion wegen Leber-
metastasen bei Status nach Ovarial-Ca vornehmen lassen. Sie liegt flach im
Bett und beklagt sich über Atemnot. Sie erhält 2l O_2 ohne dass sich die
Situation völlig beruhigen würde.

Die Physiotherapeutin verzichtet auf eine ausführliche Untersuchung und
wählt als generellen Screening-Test die Bewegungssymmetrie des Thorax.
Aufgrund des Befundes (keine Thoraxbewegung re) lagert sie die Patientin
in Halbseitenlage links – die Patientin verspürt eine Entlastung, ihre Atemnot
geht zurück, und sie hat ohne O_2 eine normale Sauerstoffsättigung.

Ein Blick auf das Röntgenbild bestätigt die (richtige) Entscheidung der
Physiotherapeutin: Frau A. hat radiologisch einen Zwerchfellhochstand re mit
keiner nennenswerten Zwerchfellaktivität bei Einatmung. In flacher Rückenlage kommt es zu einer starken Verteilungsstörung, in Seitenlage li wird aber
die gesunde li Lungenseite normal ventiliert und perfundiert.

Klinische Anwendung 3.1: Bewegungssymmetrie und Zwerchfellaktivität

analog dem Test zur Beurteilung der Bewegung des epigastrischen Winkels bzw. des Hoover's sign angelegt; diese drei Untersuchungen werden
denn auch – falls indiziert – im gleichen Arbeitsgang durchgeführt.

Asymmetrische Bewegungen lassen in aller Regel auf einseitige Pa-   Interpretation
thologien der Thoraxwand oder der Lunge schliessen. Typische Beispiele
sind eine *Atelektase*, ein *grosser Pleuraerguss*, eine *einseitige Zwerch-
fellparese* oder ein *einseitiger Pneumothorax*. Begleitende Schmerzen
deuten eher auf eine Störung der Thoraxwand bzw. der Pleura hin.

Lokalisation der Atembewegung

Die Lokalisation der Atembewegung und deren Beschreibung ist immer
schwierig, da die normale Atmung mehrere Bewegungen in individuell unterschiedlichem Ausmass beinhaltet. Die primären Atemmuskeln
sind das Zwerchfell und die externen Interkostalmuskeln. Während durch
die Verlagerung des Zwerchfells nach kaudal und die Verdrängung des
Abdomens die Bauchwand nach vorne tritt, heben sich die oberen Rippen und das Sternum nach ventral, die unteren Rippen aber nach lateral
(durch die kombinierte Aktivität von Zwerchfell und mm. intercostales
externi).

Wir unterscheiden deshalb bei der Lokalisation der Atembewegung   Einteilung
drei Elemente: die sternale, die abdominale und die costolaterale Atembewegung. Die drei Anteile können durch die Einteilung in primäre Bewegung (++), in zusätzliche Atembewegung (+) und in fehlende Bewegung (–) beschrieben werden.

Der Anteil dieser drei Bewegungsrichtungen ist individuell sehr stark verschieden. Bei vollständigem Fehlen einer Bewegung sollte durch eine Tiefatmung versucht werden, diese zu provozieren.

Interpretation   Ist dies nicht möglich, so muss bei Fehlen der abdominalen Atmung an *Schmerzen im Abdomen* oder an Störungen mit begleitend hohem intra-abdominellen Druck (z. B. Ascites, Raumforderung), bei Fehlen der sternalen Atmung an eine *thorakale Bewegungseinschränkung, pleurale Schmerzen oder an eine Lähmung der Mm. Intercostales externi*, bei Fehlen der costolateralen Bewegung schliesslich an ein tiefstehendes Zwerchfell auf Grund einer *Lungenüberblähung* gedacht werden. Das Fehlen einer Bewegung kann aber auch durch ungenügende motorische Fähigkeiten der Patientin bedingt sein.

Atemfrequenz

Die Atemfrequenz stellt eine einfach zu erfassende und klinisch sehr wertvolle Variable zur Beurteilung der Atmung dar. Die normale Atemfrequenz beträgt mindestens 17–20/min. Die vielerorts angegebenen durchschnittlichen Frequenzen von 12–14/min kommen in erster Linie durch die unwillkürliche Beruhigung und Vertiefung der Atmung bei Beobachtung bzw. beim Atmen durch Mundstücke bei spirometrischer Messung zustande. Die Beobachtung der Atmung über längere Zeit zeigt überdies eine relativ grosse Variation[14].

Technik   Das Auszählen sollte grundsätzlich so erfolgen, dass der Patient dies nicht wahrnimmt. Eine Möglichkeit stellt das Pulsmessen dar: Die Therapeutin misst den Puls und erklärt dem Patienten, dass sie während einer Minute messen werde. Tatsächlich wird der Puls während den ersten 15 Sekunden gemessen, weitere 15 Sekunden reichen, um den effektiven Puls pro Minute zu berechnen bevor noch während einer halben Minu-

---

Der 12-jährige B. leidet an Cystischer Fibrose mit ausgeprägtem Lungenbefall. Er wurde vor 6 Tagen notfallmässig mit zunehmender Dyspnoe ins Spital eingeliefert, wo sofort mit einer i.v.-Antibiotikakur begonnen wurde. Aktuell hat er 2l O_2 bei Bedarf.

Dem Physiotherapeuten erklärt B., als er gefragt wird, dass er im Moment keinen Sauerstoff benötige, dass es bereits wieder viel besser gehe und er gut belastbar sei. Der Physiotherapeut lässt sich aber nicht hinters Licht führen: Er beobachtet bei B. eine hohe Atemfrequenz von 30/min, eine leichte Schnappatmung und einen Einsatz der Atemhilfsmuskulatur. Tatsächlich wird bereits bei leichter Belastung eine zentrale Zyanose sichtbar.

Klinische Anwendung 3.2: Atemfrequenz und Belastbarkeit

te die Atemfrequenz gezählt werden kann. Während dem Zählen kann gleichzeitig die Lokalisation der Atembewegung beurteilt werden. Diese kurze Messung ergibt einen ersten Überblick. Bei unregelmässiger Atmung muss diese während 1–2 Minuten ausgezählt werden.

Eine Atemfrequenz kleiner als 10/min mit kaum sichtbaren Atembewegungen findet sich bei einer *zentralen Atemdepression*, z. B. bei einer Barbiturat-Intoxikation oder bei einer CO_2-Intoxikation. Funktionell entspricht dies einer Hypoventilation.

Interpretation

Eine erhöhte Atemfrequenz grösser als 25/min, die nicht durch eine entsprechende physische Anstrengung zu begründet werden kann, ist typisch bei *erhöhtem Grundumsatz* des Körpers (z. B. Fieber, Entzündung - also typisch nach jeder Operation), aber auch bei einer reaktiven Hyperventilation bei *respiratorischer Insuffizienz*.

Atemrhythmus

Der Atemrhythmus, das Verhältnis von In- zu Exspiration und die dazwischenliegenden Pausen, ist sehr einfach zu beobachten und gibt einen Hinweis auf eine möglicherweise vorliegende *obstruktive Ventilationsstörung*. Der Inspirations-Exspirationsquotient beträgt normalerweise etwa 1:1.2 bis 1:1.5. Beim obstruktiven Patienten ist das Exspirium deutlich verlängert, Quotienten bis unter 1:3 sind nicht selten.

Einsatz der Atemhilfsmuskulatur

Zur Atemhilfsmuskulatur zählen alle Muskeln, die zusätzlich zu den primären (Ein)-Atemmuskeln (Diaphragma und Mm. Intercostales ext.) eine Vergrösserung des Thoraxvolumens bewirken können. Es sind dies der M. Sternocleidomastoideus und die Mm. Scaleni bei fixierter Halswirbelsäule sowie der M. Serratus posterior superior; bei fixierter Abduktion der Arme können auch die Mm. Pectorales, der M. Serratus anterior und der M. Latissimus dorsi eine inspiratorische Funktion übernehmen.

Beim Gesunden wird die Atemhilfsmuskulatur in Ruhe grundsätzlich nicht benötigt. Sie gelangt erst bei physischen Höchstleistungen zum Einsatz, bei denen ein maximales Atemminutenvolumen gefördert werden muss. Die Aktivität der Atemhilfsmuskulatur in Ruhe ist deshalb immer gleichzusetzen mit der *Insuffizienz der primären Atemmuskulatur*, ein genügendes Atemminutenvolumen sicherzustellen.

Interpretation

Unabhängig von der zugrunde liegenden Störung (die unbedingt gesucht werden muss), ist zu beachten, dass die Patientin in dieser Situa-

respiratorische
Insuffizienz

tion nur noch über minimale Atemreserven verfügt. Jede Anstrengung birgt durch den erhöhten O_2-Bedarf der Peripherie das Risiko der Dekompensation in sich. Die Kombination von Hilfsmuskeleinsatz, hoher Atemfrequenz mit kleinem Atemzugvolumen und Dyspnoe sind klassische Indikatoren einer akuten *respiratorischen Insuffizienz*. Zusätzliche Tachykardie, warmer Schweiss und ev. bereits paradoxe Atmung sind untrügliche Zeichen der akuten Ventilationsinsuffizienz. Tritt ein solcher Fall auf, so ist unverzüglich die Ärztin zu alarmieren, weil der Kreislauf bei progredienter Ventilationsinsuffizienz sehr rasch zusammenbrechen kann; der Patient darf auf keinen Fall in irgendeiner Art und Weise belastet werden! Die Bestätigung der Insuffizienz erfolgt in der Regel durch die Messung der arteriellen Blutgase und durch die Messung des maximalen inspiratorischen Druckes.

Paradoxe Atmung

Das Abdomen verhält sich grundsätzlich wie eine Wasserblase mit gut verformbaren, aber kaum elastischen Wänden: Es folgt den einwirkenden Kräften. Bei normaler Einatmung wird die Bauchblase durch das tiefer tretende Diaphragma verdrängt, die Bauchwand wölbt sich vor, bei normaler Ausatmung sinkt die Bauchblase wieder zurück. Die Bewegung von Thorax und Bauchblase verlaufen synchron.

Die paradoxe Atmung zeigt eine Umkehr der wirkenden Kräfte an. Während der Einatmung wird das paretische Diaphragma durch die Aktivität der Mm. Intercostales externi in den Thoraxraum gezogen, die Bauchblase folgt nach, die Bauchwand zieht sich ein. Bei Ausatmung tritt der Bauch wieder nach vorne (Abb. **3.4**). Bei paradoxer Atmung verlaufen Thorax- und Bauchbewegung also asynchron, ein Umstand, der heute zur Überwachung der Atmung mit externen Sensoren genutzt wird.

Interpretation

Der zur paradoxen Atmung führende *Tonusverlust des Zwerchfells* findet sich einerseits bei *Zwerchfellparesen* (einseitig oder beidseitig; zentral C3–5 oder N. Phrenicus), andererseits bei *Erschöpfung des Zwerchfells* bei globaler respiratorischer Insuffizienz.

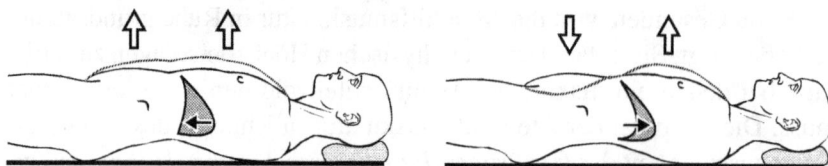

Abb. 3.4: Normale Atmung (links) und Paradoxe Atmung (rechts)

Einsatz der Bauchmuskulatur

Die Bauchmuskeln, die als kräftige Exspiratoren wirken, werden bei ruhiger Atmung (ähnlich wie die Atemhilfsmuskulatur) nicht aktiv. Die Ausatmung erfolgt passiv aufgrund der Summe der elastischen Retraktionskräfte von Lunge und Thorax. Der Endpunkt dieser passiven Ausatmung (somit die Ruhestellung des Systems Thorax / Lunge) entspricht der funktionellen Residualkapazität (FRC). Jede in das Exspiratorische Reservevolumen (ERV) führende Ausatmung, aber auch eine forcierte Exspiration aus höheren Lungenvolumina oder eine Ausatmung gegen einen erhöhten Ausatemwiderstand erfordert die Aktivierung der Ausatemmuskulatur, d. h. in erster Linie der Bauchmuskeln und, unterstützend, der Mm. Intercostales interni.

Der als grundsätzlich pathologisch einzustufende Einsatz der Bauchmuskulatur in Ruhe weist in aller Regel auf eine massive Obstruktion hin, ist somit meist Zeichen einer zumindest latenten respiratorischen Insuffizienz. Bei Patientinnen mit stark überblähter Lunge, bei denen das tiefstehende Zwerchfell ungünstigste Voraussetzungen für die zu erbringende Atemarbeit aufweist, führt die expiratorische Kontraktion der Bauchmuskulatur, oft kombiniert mit der Lippenbremse, zur Vordehnung des Zwerchfells, womit möglicherweise dessen mechanische Effizienz ein wenig gesteigert werden kann. Eventuell führt diese Aktivität auch zur temporären Erschlaffung des Diaphragmas während der Exspirationsphase, womit eine Erschöpfung desselben hinausgeschoben wird (normalerweise arbeitet das Diaphragma während 98% des Atemzyklus, bei Inspiration konzentrisch, bei Exspiration exzentrisch).

Interpretation

Thoraxexkursion

Die Thoraxexkursion kann als Übersichtstest für die Beurteilung der Thoraxbeweglichkeit angesehen werden. Gemessen wird die Differenz des Thoraxumfangs von maximaler Inspirations- zu maximaler Exspirationsstellung. Der Umfang ist jeweils auf Höhe des Processus xyphoideus (bei der Frau direkt unter der Brustfalte) zu messen. Das Messband muss straff angelegt werden, um Messfehler, beispielsweise bei Patientinnen und Patienten mit relativ viel Fettgewebe, auszuschliessen. Als Normalwert kann übereinstimmend aus der Literatur und aus dem Klassenversuch 7 cm (SD $\pm$ 2 cm) angegeben werden. Werte kleiner als 4 cm sind als pathologisch anzusehen.

Technik

Interpretation

Als Ursachen für eine eingeschränkte Thoraxbeweglichkeit kommen verschiedenste Störungen in Frage. Alle *Wirbelsäulendeformitäten* (Kyphosen, Skoliosen) aber auch verschiedene *rheumatische Erkrankungen* (M. Bechterew, Arthrosen) oder verheilte *Wirbelfrakturen* führen zu einer Versteifung der Brustwirbelsäule und der angrenzenden Rippenwirbelgelenke. Diese Störungen sind in der Regel nicht von Schmerzen begleitet, der Thorax ist mehrheitlich in normaler bis exspiratorischer Stellung fixiert (Restriktion!).

Eine relative Fixation des Thorax in Inspirationsstellung ist meist Zeichen einer bereits länger bestehenden *pulmonalen Überblähung* (Emphysem). Begleitende Schmerzen, vor allem am Bewegungsende, deuten auf eine Beeinträchtigung der Thoraxwand hin (Fraktur, Gelenkblockade).

Allgemeine Palpation

Die selektive Palpation der Thoraxwand dient dazu, Relief, Hauttemperatur, schmerzhafte Zonen und ev. auftretende Vibrationen zu erfühlen und zu beurteilen. Lokale, statische Asymmetrien sind meist Zeichen für eine Raumforderung oder für fixierte, in einem früheren Stadium instabile Thoraxwandverletzungen. Dynamische Asymmetrien können auf akute Thoraxwandinstabilitäten hinweisen (z.B. Rippenserienfraktur, «Flail Chest»).

Interpretation

Palpatorisch auslösbarer Schmerz findet sich typischerweise bei Störungen der Thoraxwand, besonders bei *Rippenfrakturen* und bei Rissen

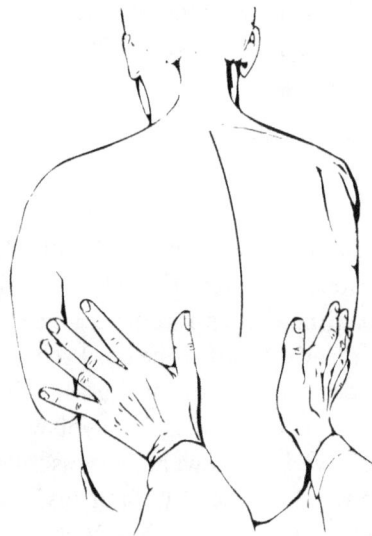

Abb. 3.5: Beurteilung des Stimmfremitus

bzw. *Reizerscheinungen der Rippenknorpel.* Liegt der Schmerzpunkt paravertebral (vielleicht kombiniert mit eingeschränkter Rotationsfähigkeit der BWS), so sollte die *Brustwirbelsäule* und die anliegenden *Rippenwirbelgelenke* genauer abgeklärt werden. Bei Vibrieren, Surren oder Schwirren unter der Hand ist zu unterscheiden zwischen pleruralen Reibgeräuschen und durch im zentralen Bronchialbaum liegendes Sekret zustandegekommenen Geräuschen. Während das pleural entstehende Knarren, Surren oder Reiben sehr direkt gespürt wird und bei der Auskultation ohrnah, scharf, laut und hart klingt, fühlt bzw. hört sich das durch Schleim gebildete Brummen oder Knurren weicher, weniger scharf und ohrferner an. Knirschende Haut, die sich wie ein Luftkissen anfühlt, trifft man bei einem *Hautemphysem* (beispielsweise nach Thoraxoperationen).

Stimmfremitus

Der Stimmfremitus basiert auf akustischen Phänomenen: Palpatorisch (taktil) werden Schwingungen aufgenommen, die im Larynx entstehen und durch Lunge und Thorax fortgeleitet und verstärkt oder abgeschwächt werden. Lunge und Thorax wirken also als Resonanzkörper und als Filter. Der Patient wird instruiert, bei jeder folgenden Berührung mit möglichst tiefer Stimme «Motorboot» zu sagen.

Technik

Die Untersucherin legt die Handflächen mit symmetrischem Druck auf dieselben Zonen der beiden Hemithoraces (Abb. **3.5**). Spricht der Patient nun «Motorboot», so fühlt die Untersucherin über belüfteter Lunge deutliche Vibrationen des Thorax. Bei adipösen Patienten ist zu beachten, dass die oft nicht kleine Fettschicht als zusätzlicher Filter wirken kann. Diese muss durch beidhändig gleichmässigen Druck zusammengepresst werden, schränkt aber die Qualität der Untersuchung sowieso ein.

Ähnlich wie später bei der Auskultation kann die Fortleitung des Schalls und damit der Stimmfremitus verstärkt oder abgeschwächt sein. Ein verstärkter Stimmfremitus über der symptomatischen Seite deutet auf eine feste Verbindung vom Bronchus via Lunge zur Brustwand hin, als Beispiel sei die *Atelektase* genannt. Ist der Stimmfremitus vermindert, so kann dies einerseits aufgrund einer *Vergrösserung des Pleuraraumes* (Luft, Flüssigkeit, Schwarte) oder aufgrund einer *Obstruktion des bronchialen Systems* zustandekommen. Bei Pleuraergüssen kommt es nicht selten zur verwirrenden Situation, dass an der Lungenbasis, wo die Lunge durch den Erguss verdrängt ist, ein verminderter Stimmfremitus gefunden wird. An der Spitze des Ergusses aber ist die Lunge aufgrund der Kompression durch den Erguss atelektatisch (konsolidiert), der Stimmfremitus ist verstärkt.

Interpretation

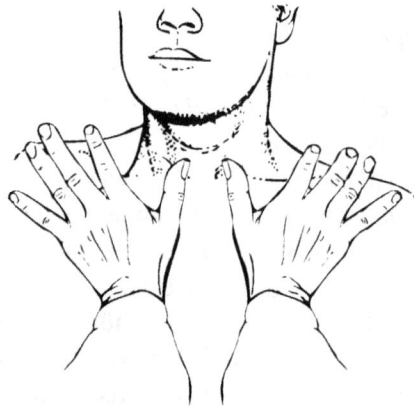

Abb. 3.6: Beurteilung der Stellung der Trachea

Stellung der Trachea

Die Trachea stellt eine Art Waage für den links- und rechtsseitigen intrathorakalen Druck dar. Beim Gesunden ist sie recht genau zentriert. Eine Abweichung von 2-4 mm nach rechts findet sich als Normalbefund. Jede grössere Abweichung, insbesondere auf die linke Seite, stellt einen Hinweis auf eine ernsthafte Pathologie dar.

Technik   Zur Beurteilung wird die Trachea mit beiden Händen entweder von vorne mit den Daumen oder von hinten mit den Zeigefingern direkt oberhalb der Incisura jugularis weich palpiert. Der Druck muss vorsichtig

---

Der Physiotherapeut untersucht Frau B. Sie wurde vor 6 Tagen in das Spital eingewiesen wegen akut aufgetretener Dyspnoe, starken Schmerzen thorakal re und einen Tag nach Auftreten der Schmerzen gelb-braunes Sekret. Als Diagnose für die Zuweisung zur Physiotherapie wird «Pleuropneumonie» angegeben.

Der Physiotherapeut findet als Hauptbefunde
- stark abgeschwächte Ag über UL re basal und ML re, keine Rg
- massive Dämpfung über UL re basal und ML re
- VK 47%/soll

Er vermutet einen Pleuraerguss re (wegen der thorakalen Schmerzen) bei Pneumonie, kann aber eine Atelektase nicht ausschliessen. Da keine Röntgenbilder einsehbar sind, testet er die Tracheastellung und findet eine starke Rechtsverschiebung der Trachea. Aufgrund dieses Befundes schliesst er richtigerweise auf eine Atelektase und beginnt eine Therapie mit MITF in SL li und Clinijet.

Klinische Anwendung 3.3: Stellung der Trachea zur Differenzierung

angewandt werden, da durch die Palpation ein Hustenreiz ausgelöst werden kann. Bei älteren Patientinnen und Patienten wird die Trachea besser leicht seitlich palpiert, weil der Trachealknorpel verkalkt sein kann.

Alle raumvermindernden Prozesse führen zu einer Verlagerung auf die gleiche Seite, alle raumfordernden Prozesse zu einer Verlagerung auf die Gegenseite. Im Falle einer *Atelektase* wird die Trachea durch die relative Druckabnahme zur betroffenen Seite hin verlagert. Ein *Pneumothorax*, der einen relativen Überdruck im betroffenen Thoraxkompartiment verursacht, presst die Trachea auf die Gegenseite (besonders während der Inspiration). Bei massivem *Pleuraerguss*, der perkutatorisch und auskultatorisch zuweilen schlecht von einer Atelektase abzugrenzen ist, kann die Stellung der Trachea als Entscheidungshilfe dienen, da bei grossem Erguss die Trachea zur Gegenseite gedrückt wird, bei Atelektasen aber auf die gleiche Seite.

Interpretation

LITERATURVERZEICHNIS

[1]   NS Arora und DF Rochester. COPD and human diaphragm muscle dimensions. *Chest*, 91:719–724, 1987.

[2]   B Bates. *Klinische Untersuchung des Patienten*. Schattauer, Stuttgart, 1985.

[3]   TJH Clark. *Clinical Investigation of Respiratory Disease*. Chapman and Hall, 1981.

[4]   G Cumming und SJ Semple. *Disorders of the Respiratory System*. Blackwell Scienific Publications, Oxford, 1980.

[5]   R G Fraser und J A P Paré. *Diagnosis of diseases of the chest*. W. B. Saunders Company, Philadelphia, 1978.

[6]   C F Hoover. The diagnostic significance of inspiratory movements of the costal margins. *Am J Med Sci*, 159:633–646, 1920.

[7]   I A Kapandji. *The Physiology of the Joints: Volume Three - The Trunk and the Vertebral Column*. Churchill Livingstone, Edinburgh, 1974.

[8]   K H Kilburn und T Asmundsson. Anteroposterior chest diameter in emphysema: From maxim to measurement. *Arch Intern Med*, 123:379–82, 1969.

[9]   J Macleod. *Clinical Examination*. Churchill Livingstone, Edinburgh, 1983.

[10] H Matthys. *Pneumologie*. Springer, Berlin, 1988.

[11] F Mueller und O Seifert. *Taschenbuch der medizinisch-klinischen Diagnostik*. Springer, Berlin, 1989.

[12] J A Pryor und J S Silberstein. *Physical Diagnosis - The history and examination of the patient*. CV Mosby, Saint Louis, 1977.

[13] J D Sapira. *The art & science of bedside diagnosis*. Urban & Schwarzenberg, Baltimore, 1990.

[14] M J Tobin, M J Mador, S M Günther, R F Lodato und M A Sackner. Variability of resting respiratory drive and time in healthy subjects. *J Appl Physiol*, 65:309–317, 1985.

Perkussion

Inhalt

Die Perkussion ist eine Basistechnik der Lungenuntersuchung[1, 6–9] und wurde um 1750 durch L. Auenbrugger in die Medizin eingeführt. Die Technik ist einfach und einleuchtend: Durch Beklopfen der Thoraxwand kann das Resonanzverhalten des darunterliegenden Gewebes beurteilt werden. Lufthaltige Räume resonieren besser und können so recht gut von solchen ohne Luft unterschieden werden. Die Anekdote besagt, dass Auenbrugger auf diese Technik gestossen sei, als er Weinbauern beobachtet habe, die ihre Weinfässer abklopften, um deren Füllungsgrad festzustellen.

Akustik

Die Perkussion basiert im Wesentlichen auf akustischen Phänomenen, die anschliessend auch für die Auskultation von Bedeutung sein werden. Zum besseren Verständnis werden deshalb einige Grundlagen der Akustik kurz repetiert[4, 5].

Schall

Schall beinhaltet grundsätzlich drei Elemente: Einen Schallsender oder -produzenten, einen oder mehrere Schallempfänger und, dazwischenliegend, den Übertragungsweg.

Definition   Schall kann als momentane und lokale Druckänderungbeschrieben werden. Bei einem bestimmten Gasdruck ist der Abstand der Molekü-

Abb. 4.1: Grundelemente des Schalls: Sender (links), Übertragungsweg (Mitte) und Empfänger (rechts)

le mehr oder weniger gegeben. Beginnt ein Molekül zu schwingen, so stösst es andere Moleküle an. Damit kommt es zu einer wellenförmigen Ausbreitung der Energie.

Die Geschwindigkeit, mit der sich der Schall ausbreitet, wird als Schallgeschwindigkeit bezeichnet. Für reale Gase gilt die Gleichung von Laplace

$$c = \sqrt{\frac{c_p}{c_v} \frac{p}{\varrho}}$$

Gleichung von Laplace

mit c_p = spez. Wärmekapazität bei konstantem Druck, c_v = spez. Wärmekapazität bei konstantem Volumen, p = Gasdruck und ϱ = Gasdichte.

Setzt man die thermodynamischen Werte für Luft ein (bei 0° und Normaldruck), so erhält man mit 331.4 m/s die Schallgeschwindigkeit von Luft. Jede feste, flüssige oder gasförmige Materie kann als Übertragungsweg dienen. Fehlt diese – beispielsweise im Vakuum – kann kein Schall übertragen werden. Wasser leitet Schall sehr viel besser als Luft.

Schwingungen

Die einfachste Form von Schall, ein einfacher Ton, ist eine einfache harmonische Schwingung mit

harmonische Schwingung

$$x(t) = x_0 \sin \omega t \text{ und } v = (1/2\pi)\omega$$

mit $x(t)$ = momentane Auslenkung, x_0 = maximale Auslenkung (= Amplitude), $\omega = 2\pi v$ Kreisfrequenz, v = Schwingungsfrequenz und t = Zeit

Diese *ungedämpfte Schwingung* gilt für ein System ohne Reibung bzw. für ein System, bei dem die normalerweise auftretende Reibung laufend durch Zufuhr von Energie ausgeglichen wird (zum Beispiel bei einer Pendeluhr). Wird die Reibung nicht ausgeglichen, so spricht man von einer *gedämpften Schwingung*:

ungedämpfte Schwingung

gedämpfte Schwingung

$$x(t) = x_0 e^{-\delta t} \cos \omega t$$

mit $\delta = k/2m$, k = Reibungskonstante und m = Masse.

Die einfachste Form einer gedämpften Schwingung entsteht durch das Spannen einer Feder, die dann losgelassen wird.

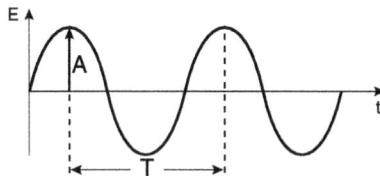

Abb. 4.2: Sinusschwingung: E = Elongation (Auslenkung), A = Amplitude, T = Periodendauer

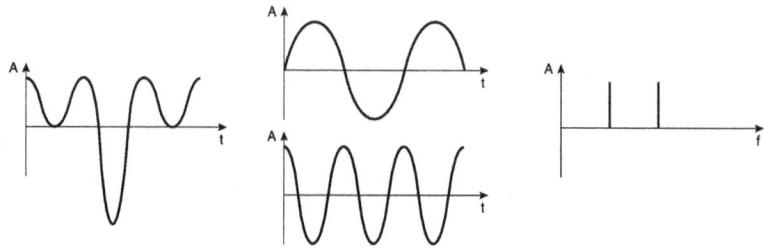

Abb. 4.3: Komplexe Schwingung (links), Einzelschwingungen (Mitte) und resultierendes Spektrogramm (rechts)

periodische Schwingung

Die harmonische Schwingung ist die einfachste Form einer *periodischen* Schwingung – die Schwingungsform wiederholt sich in regelmässigem Abstand. Die maximale Elongation (Auslenkung) der Schwingung wird als Amplitude beschrieben. Die Periodendauer T ist die Zeit, die während einer einzelnen Schwingung verstreicht. Die Schwingungsfrequenz in Hertz (Abkürzung Hz) ergibt sich damit aus $v = 1/T$.

Klang

Ein Klang ist ebenfalls eine periodische Schwingung, die aber aus mehreren, übereinandliegenden harmonischen Schwingungen besteht. Jede Schwingung (auch eine aperiodische Schwingung) kann nach den Prinzipien von Fourier in ihre Teilschwingungen zerlegt werden. Die *Fourier-Analyse* geht vereinfacht ausgedrückt davon aus, dass ein zeitabhängiger Vorgang aus einer Grundschwingung und verschiedenen Oberschwingungen zusammengesetzt ist und zerlegt einen beliebigen zeitabhängigen Vorgang entsprechend in Einzelschweingungen. Diese können im Spektrogramm als Fourier-Spektrum dargestellt werden.

Fourier-Analyse

Unterschiedliche Obertöne ergeben einen anderen Klang. Als Beispiel vergleiche man die Töne einer Geige und einer Klarinette: Die Geige hat wesentlich mehr Obertöne, der Klarinette fehlen zudem einzelne gerade Obertöne.

Geräusche

Geräusche setzen sich aus nichtperiodischen Schwingungen zusammen. Analysiert man das Geräusch mit der Fourier-Analyse, so entsteht ein kontinuierliches Spektrum, vereinfacht gesagt ist jede Frequenz im Spektrogramm enthalten. Die Intensität der tiefen, mittleren und hohen Frequenzen äussert sich im Timbre, im Klangbild der jeweiligen Ge-

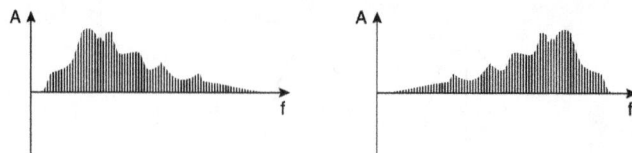

Abb. 4.4: Frequenzspektrogramm von Geräuschen: «dunkles» Geräusch (links) und «helles» Geräusch (rechts)

räusche. Bei hellen Geräuschen weisen die hohen Frequenzanteile eine grosse Amplitude auf, bei tiefen Geräuschen sind die tiefen Frequenzen hervorgehoben.

Ein weiteres zu erklärendes Phänomen ist die Resonanz. Jedes schwin- Resonanz
gungsfähige physikalische System kann durch äussere Anregung seiner-
seits in Schwingung versetzt werden. Trifft die einwirkende Schwingung die Eigenfrequenz des physikalischen Systems, so tritt Resonanz auf: Die Schwingung wird verstärkt.

Überträgt man diese akustischen Aspekte auf die Perkussion, so ergibt sich folgendes Bild:

▨   Das Anschlagen des Thorax erzeugt den Schall (Sender).

▨   Der direkt zum Ohr geleitete Schall ist von geringer Intensität. Der Wert der Perkussion ergibt sich aus der Resonanz des Thorax bzw. der Lunge, die den ursprünglich erzeugten Schall verstärkt.

▨   Die Resonanz hängt im Wesentlichen von der Dichte des darunterlie-
genden Gewebes ab: Die Resonanz ist bei normalem Lungengewebe, das vorwiegend Luft enthält, stärker als bei soliden Organen, aber schwächer als bei luftgefüllten Hohlorganen (bsp. leerer Magen).

Lässt man einen Stein auf eine ruhige Wasseroberfläche fallen, so wandern kleine Wellen konzentrisch um den Einschlagpunkt nach aussen: Der Ein-
schlag hat eine lokale Druckerhöhung bewirkt, die sich nun gegen aussen als Druckwelle fortsetzt.

Sprechen zwei Personen miteinander, die einander gegenüberstehen, so verstehen sie sich (akustisch) ohne weiteres. Steht die eine aber auf der Dach-
terrasse des Inselspitals, die andere auf der Wiese vor dem Bettenhochhaus, so werden sie sich nur noch durch lautes Rufen verständlich machen können: Die Schallwellen haben auf dieser langen Distanz viel von ihrer Energie durch Reibung eingebüsst.

Ein Musikinstrument produziert in erster Linie komplex periodische Schwingungen. Die Klangunterschiede beispielsweise zwischen Geige und Klarinette entstehen durch den unterschiedlichen Anteil verschiedener Sinus-
schwingungen (Obertöne). Das Schwingungsmuster ist jeweils typisch und wiederholt sich – es sind periodische Schwingungen. Das Rauschen des Wal-
des besteht aus einer Unzahl verschiedener Frequenzen – es ist ein Geräusch, die Schwingung ist aperiodisch.

Klinische Anwendung 4.1: Akustik

Schallqualität in der Perkussion

Bei der Perkussion produzieren wir nie einfache Töne, sondern immer Klänge, die sich sowohl aus periodischen als auch aus aperiodischen Schwingungen zusammensetzen. Folgende Schallqualitäten werden dabei unterschieden:

- laut – leise

- lang – kurz

- tief – hoch

- tympanisch

Charakteristik des Perkussionsschalls

Diese Charakteristika können zusammengefasst werden: Tiefer Schall ist meist lange und laut, leiser Schall von kurzer Dauer und hoch. Der tympanische Schall, der typischerweise über dem leeren (luftgefüllten) Magen gehört wird, hat einen grossen Anteil an periodischen Schwingungen, klingt wie bei einer Pauke, er ist laut, lang und eher tief.

Tiefer, langer und lauter Schall wird als *sonor* bezeichnet, hoher, kurzer und leiser Schall als *gedämpft*. Diese Charakteristika hängen in erster Linie vom Luftgehalt des perkutierten Organs und von der Anschlagstärke ab. Die Anschlagstärke wirkt dabei eher als Störfaktor, weil eine ungleiche Anschlagstärke zu falsch positiven Resultaten führen kann. Eine immer gleiche Anschlagstärke ist also für eine gute Beurteilung obligat.

Über der Lunge ist der Schall normalerweise sonor, über dem Magen tympanisch. Einen gedämpften Schall hört man über der Leber und über dem Herz.

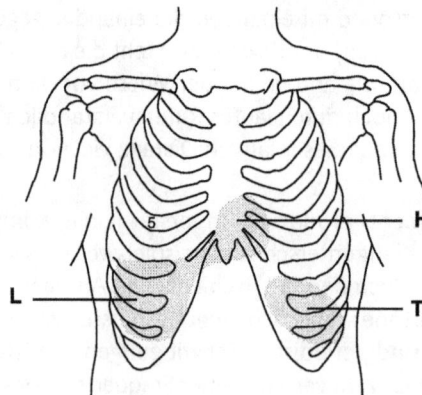

Abb. 4.5: Dämpfung und Tympanie: L = Leberdämpfung, H = Herzdämpfung, T = Tympanie

Diesen physiologischen Schallcharakteristika bestimmter Lokalisationen stehen typische Veränderungen bei bestimmten Pathologien gegenüber: Der Klopfschall kann lauter, länger klingend und tiefer *(hypersonor)* sein, oder aber leiser, kürzer klingend und höher *(gedämpft)*.

Hypersonorer Klopfschall findet sich typischerweise bei vermehrtem Luftgehalt des Thorax: Emphysem, Pneumothorax.

hypersonor

Der gedämpfte Klopfschall, der oft als «Schenkelschall» bezeichnet wird, hört man bei vermindertem Luftgehalt des Thorax: Pleuraerguss, Pleuraschwarte, Atelektase, grosses Infiltrat

Schenkelschall

Auenbrugger, der Erfinder der Perkussion, formulierte diesen Sachverhalt sehr treffend: *Ubi sonus altior est, ibi est morbus* (wo der Klang hoch ist, da liegt die Krankheit). Der tympanische Klopfschall findet sich über der Lunge nur bei luftgefüllten Kavernen,

Technik der Perkussion

Wir kennen grundsätzlich zwei Techniken der Perkussion: Bei der direkten Perkussion wird der Thorax mit mehreren Fingern, die zum «Schläger» geformt werden, angeschlagen. Bei der indirekten Methode wird ein fest auf dem Thorax aufliegender Finger angeschlagen. Die zweite ist die subtilere Methode, die auch feine Klangunterschiede noch zu Tage fördert - hier wird deshalb nur auf diese eingegangen.

indirekte Perkussion

Schlagtechnik

Der Mittelfinger der linken Hand (der Plessimeter) wird fest auf die zu perkutierende Fläche aufgelegt. Dieser feste Kontakt dient der optimalen Schallübertragung. Ein nur schwach aufgelegter Plessimeter wird zu nicht verwertbaren Resultaten führen, weil ein Grossteil der Schallenergie durch die Bewegung des Plessimeters «geschluckt» wird. Die anderen Finger der linken Hand werden nur leicht auf den Thorax aufgelegt und dienen nur dem Abstützen. Werden sie ebenfalls fest aufgesetzt, so wird die Haut um den Plessimeter herum gespannt und verstärkt damit die hohen Frequenzen (vergleichbar dem Spannen des Felles bei einer

Plessimeter

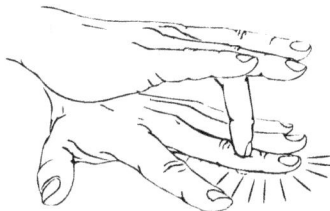

Abb. 4.6: Technik der indirekten Perkussion

Trommel). Diese Technik kann allenfalls zur Differenzierung eingesetzt werden.

Plexor

Der Mittelfinger der rechten Hand wird als «Trommelschläger» eingesetzt. Aus lockerem Handgelenk wird mit fixiertem stabilen Plexorfinger das PIP des Plessimeters angeschlagen. Der Vergleich mit dem Trommelschläger ist auch aus zwei weiteren Gründen durchaus tauglich: Einerseits springt der Trommelschläger sofort wieder vom Fell weg, wenn eine optimale Resonanz erzielt werden soll. Der Plexor darf also ebenfalls nicht auf dem Plessimeter verharren. Andererseits wird der Trommler mit seinem Schläger jeweils aus derselben Höhe mit derselben Beschleunigung schlagen, wenn dieselbe Lautstärke erzielt werden soll. Die Therapeutin oder der Therapeut muss also versuchen, eine immer gleiche Schlaghöhe und -stärke einzuhalten, um einen optimalen Gewinn aus dieser Untersuchungstechnik erzielen zu können.

Ablauf der Perkussion

Ausgangsstellung

Die Patientin muss wenn immer möglich in aufrecht sitzender Ausgangsstellung untersucht werden. Idealerweise geschieht dies am Bettrand oder sitzend auf einem Stuhl. Durch den Langsitz wird ebenso wie durch einen einengenden Gürtel das Abdomen in den Thorax hineinverlagert.

Sie wird angewiesen, während der Perkussion ruhig weiterzuatmen, eine spezielle Tiefatmung wird erst zum Bestimmen der Zwerchfellbewegung benötigt. In der Regel wird man mit der Perkussion posterior beginnen und als erstes auf beiden Seiten in einem Gang nach unten perkutieren. Pro Lokalisation werden ein bis zwei Schläge ausgeführt. Anschliessend werden Stellen, die als fraglich pathologisch beurteilt wurden, mit der Gegenseite verglichen.

Bestimmen der
Lungengrenzen

Das Bestimmen der Lungengrenzen in maximaler Ein- bzw. Ausatemstellung kann einen Eindruck der Zwerchfellbewegung vermitteln. Die Patientin wird nach Auffinden der ungefähren Lungengrenze dazu aufgefordert, maximal einzuatmen. Jetzt wird sofort weiter nach kaudal perkutiert, bis die neue Grenze erreicht ist. Nach Markierung derselben

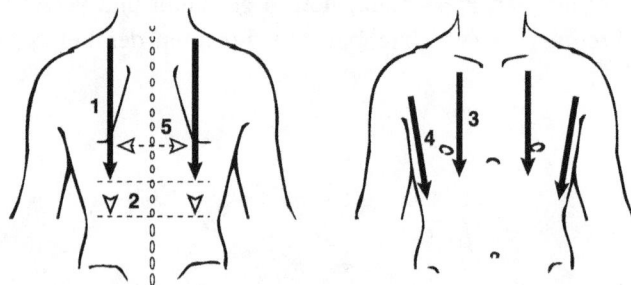

Abb. 4.7: Ablauf der Perkussion

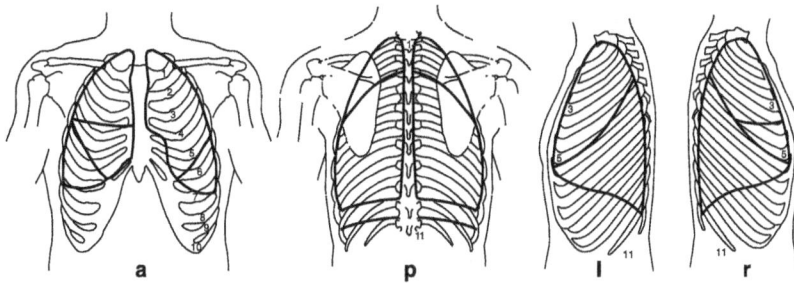

Abb. 4.8: Topographie der Lunge: a = anterior, p = posterior, l = links, r = rechts

atmet sie maximal aus, der Physioherapeut perkutiert nach oben, bis wieder sonorer Klopfschall gefunden wird.

Im Anschluss an die posteriore Perkussion wird noch ventral und lateral perkutiert. Zur Festlegung der anterioren Lungengrenzen bzw. der Leber- und Herzdämpfung muss bei der Frau die Brust weggeschoben werden. Idealerweise schiebt die Frau ihre Brust mit ihrer kontralateralen Hand selbst nach oben.

Topographie der Lunge

An dieser Stelle erscheint es opportun, die Topographie der Lunge kurz zu repetieren. Die Lungenspitze findet sich dorsal in der Höhe des Processus spinosus von C7, ventral etwa 3–4 cm über dem oberen Rand der Clavicula. Die untere Lungengrenze rechts beginnt ventral am Rand des Sternums in Höhe der 6. Rippe, findet sich in der vorderen Axillarlinie am unteren Rand der 7. Rippe, in der Skapularlinie an der 9. Rippe und endet an der Wirbelsäule in Höhe von T11. Auf der linken Seite grenzt die Lunge an die Herzdämpfung, die unterschiedlich gross sein kann. Ventral ist die Abgrenzung zum Magen oft nur mit Mühe zu finden, weil der sonore Klopfschall der Lunge fliessend in den tympanitischen Schall des Magens übergeht.

Lungenspitze

untere Lunengrenze

Magen

Die Lungenränder verschieben sich bei In- und Exspiration in unterschiedlichem Masse: Die Lungenspitzen sind unbeweglich, die unteren Lungengrenzen verschieben sich bei ruhiger Respiration nur wenig, bei maximaler In- und Exspiration aber bis zu ca. 9 cm.

Klinischer Wert der Perkussion

Die Interpretation der verschiedenen Befunde wurde bereits in der Beschreibung der Schallqualitäten vorweggenommen und muss nicht noch einmal wiederholt werden. An dieser Stelle seien aber zwei kritische Anmerkungen zur klinischen Bedeutung der Perkussion angefügt. BOHA-

DANA ET AL[2] fanden in einer neueren Untersuchung, dass bei Perkussion des Sternums die Übertragung des Schalles durch den Thorax in erster Linie von der Resonanz des Brustkastens und weniger von den Schallqualitäten des Lungenparenchyms abhängt. In einer weiteren Untersuchung zeigen die gleichen Autoren, dass bei recht grossen intrapulmonalen Prozessen (bis 10 cm Durchmesser) akustisch keine wesentlichen Unterschiede festgestellt werden können [3].

Um die Perkussion gewinnbringend einsetzen zu können, sollte das Perkutieren von Sternum, Rippen und Scapula vermieden werden. Der Plessimeter wird also sinnvollerweise in der Verlaufsrichtung der Rippen jeweils zwischen zwei Rippen gelegt. Damit kann die Resonanz des Brustkastens vermindert werden. Eigene Erfahrung zeigt, dass die Perkussion vor allem bei Prozessen an der Lungenoberfläche oder bei pleuralen Prozessen gute Resultate ergibt.

LITERATURVERZEICHNIS

[1] B Bates. *Klinische Untersuchung des Patienten*. Schattauer, Stuttgart, 1985.

[2] AB Bohadana und SS Kraman. Transmission of sound generated by sternal percussion. *J Appl Physiol*, 66:273–277, 1989.

[3] AB Bohadana, RPatel und SS Kraman. Contour maps of auscultatory percussion in healthy subjects and patients with large intrapulmonary lesions. *Lung*, 167:359–372, 1989.

[4] H Breuer. *dtv-Atlas zur Physik*. Deutscher Taschenbuch Verlag, München, 1996.

[5] R Brüderlin. *Akustik für Musiker*. Gustav Bosse, Regensburg, 1978.

[6] G Cumming und SJ Semple. *Disorders of the Respiratory System*. Blackwell Scienific Publications, Oxford, 1980.

[7] J Macleod. *Clinical Examination*. Churchill Livingstone, Edinburgh, 1983.

[8] J A Pryor und J S Silberstein. *Physical Diagnosis - The history and examination of the patient*. CV Mosby, Saint Louis, 1977.

[9] J D Sapira. *The art & science of bedside diagnosis*. Urban & Schwarzenberg, Baltimore, 1990.

Lungenauskultation

Kapitel **5**

Inhalt

Laënnec Die Auskultation (von lat. ausculto = horchen) in der heute bekannten Form geht auf den französischen Arzt R.T.H. Laënnec zurück, der 1819 die umfassende Abhandlung «De L'auscultation médiate (...)» [4] veröffentlichte. Bereits Hippokrates kannte die direkte Auskultation: Das Ohr wurde direkt auf den Thorax oder das Abdomen der Patienten gelegt, die so erfassten Geräusche interpretiert. Laënnec propagierte die indirekte Auskultation, bei der ein Höhrrohr dem Arzt einen der Sittlichkeit entsprechenden Abstand vom Körper der Patientin ermöglichte. Der Begriff des dazu gebrauchten Werkzeuges erklärt das Ziel dieser Technik: Stethoskop, von (griech.) στεϑος = Brust, σκοπειν = betrachten: Das Innere des Thorax bzw. des Abdomens wird gewissermassen mit den Ohren betrachtet.

Akustik

Der «physikalische Inhalt» der Lungenauskultation ist in Abbildung **5.1** kurz zusammengefasst. Den Schallsender bilden die Luftwege (extra od.

A Enstehung	B Übertragungsweg	C Aufnahme
Sender	**Resonanz + Filter**	**Empfang + Analyse**
1 extrathorakal	3 intrathorakal	7 Stethoskop
2 intrathorakal	4 Alveolarraum	8 Mikrofon
	5 Lungenparenchym	9 Speicherung
	6 Thoraxwand	10 Analyse (FFT)

Spektrum bei Entstehung | Übertragung | resultierendes Spektrum

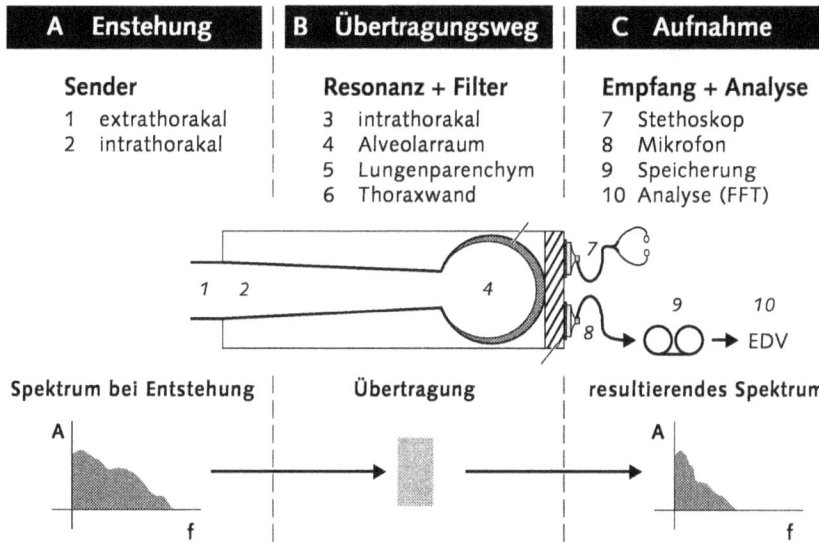

Abb. 5.1: Physikalische Aspekte der Lungenauskultation, modifiziert nach[7] (Erklärung im Text)

intrathorakal) – darauf werden wir bei den Atemgeräuschen zurückkommen. Die Lunge bis zur Thoraxwand (Parenchym und Luftwege) entspricht dem Übertragungsweg, Stethoskop oder Mikrofon dem Schallempfänger. Die gesamte Lunge, aber auch der Brustkorb, dienen zusätzlich als Resonanzraum, abhängig von Luft- bzw. Flüssigkeitsgehalt und Eigenschaften des Parenchyms.

Neu zu besprechen ist die Funktion der Lunge als Filter. Ändert ein Klang beim Durchqueren eines physikalischen Systems sein Frequenzspektrum, so wirkt dieses physikalische System als Filter: Es lässt einen Teil der Frequenzen passieren (daher die Begriffe Tief-, Band-, Hochpass-Filter), einen anderen Teil schwächt es ab. Gleichzeitig ablaufende Resonanzphänomene (selektive Verstärkung eines Teilspektrums) können die Filterfunktion verstärken oder abschwächen. Die Lunge wirkt grundsätzlich als Tiefpassfilter, dass heisst, sie lässt die tiefen Frequenzen passieren, die hohen Frequenzen werden abgeschwächt. Gleichzeitig werden die tiefen Frequenzen durch die tiefe Eigenfrequenz der Lunge im Sinne der Resonanz noch verstärkt.

Filter

Lunge = Tiefpassfilter

Geräusche

Die bei der Lungenauskultation hörbaren Geräusche werden grundsätzlich in zwei Gruppen unterteilt: Die Atemgeräusche enstehen durch die hohe Strömungsgeschwindigkeit in den proximalen Luftwegen und sind

Atemgeräusch

Nebengeräusch bei einer gesunden Lunge, aber auch bei verschiedenen Pathologien in veränderter Form zu hören. *Nebengeräusche* treten in der Regel nur bei pathologischen Prozessen auf.

Zu den ersteren gehören das normale und das tracheale Atemgeräusch, das Bronchial- oder Kompressionsatmen, die Bronchophonie und die Ägophonie, zur zweiten Gruppe das Pfeifen und Brummen, die Rasselgeräusche, der Stridor und das Pleurareiben.

Atemgeräusche

Entstehungsort Die Atemgeräusche entstehen normalerweise in den extra- und intrathorakalen proximalen Luftwegen, dass heisst im Pharynx, Larynx und im zentralen Bronchialbaum. Der Strömungswiderstand ist im Bereich der Bronchien der 3.–5. Generation am grössten, weil der Gesamtdurchmesser aller Bronchien in diesem Bereich am geringsten ist. Gleiches gilt damit auch für die Turbulenzen, die für die Schallentstehung verantwortlich sind. Eine beinahe geschlossene Glottis oder aktivierte Stimmbänder führen zu einem zusätzlichen Widerstand im Larynxbereich.

Der Flow ist nur im zentralen Anteil der Atemwege (v.a. Larynx, Trachea und Segmentbronchien) auch bei relativ ruhiger Atmung turbulent: Jede laminäre Strömung in einem Rohr wird bei gegebenem Rohrdurchmesser und Viskosität des Fluids bei zunehmender Strömungsgeschwindigkeit bei einem kritischen Punkt turbulent. Dieser Zusammenhang wird durch die dimensionslose *Reynaulds-Zahl* beschrieben:

$$Re = \bar{v}l/\nu$$

mit $\bar{v}$ = mittlere Strömungsgeschwindigkeit, l = Abmessung der Strömung, bei Rohrströmung der Durchmesser, ν = kinematische Viskosität des Fluids.

Bei einer Rohrströmung findet der Übergang zwischen laminarem und turbulentem Flow bei $Re \approx 1000 - 2000$ statt. Vereinfacht kann dies so ausgedrückt werden, dass bei hoher Geschwindigkeit (bzw. bei kleinem Durchmesser!) die Reibung so stark wird, dass die äussersten wandnahen Fluidschichten im Vergleich zur Kernschicht in der Mitte des Rohrs zu stark abgebremst werden und das labile Schichtenmodell zerstört wird – die Strömung wird turbulent.

Hagen-Poiseuille Für eine laminare Rohrströmung gilt das Gesetz von *Hagen-Poiseuille*:

$$V/\Delta t = \Delta P \pi r^4 / 8 \eta l$$

mit $V/\Delta t$ = Volumendurchfluss in m^3/s, Δp = Druckdifferenz in Stromrichtung, r = Rohrradius, η = dynamische Viskosität, l = Rohrlänge.

Die maximale Geschwindigkeit der Strömung in der Mitte der Symmetrieachse beträgt dabei

$$v_{max} = \Delta p R^2 / 4\eta l$$

die mittlere Geschwindigkeit $\bar{v}$ beträgt

$$\bar{v} = v_{max}/2$$

Zur Lungenperipherie hin nimmt die Strömungsgeschwindigkeit durch die kontinuierliche, exponentielle Zunahme des Gesamtdurchmessers der Bronchien stark ab, der Flow bleibt deshalb laminar und kann folgedessen keinen Schall produzieren. In der respiratorischen Zone der Lunge sinkt die Strömungsgeschwindigkeit sogar unter die Molekulargeschwindigkeit des Sauerstoffs ab, so dass die Ventilation dort in erster Linie durch Diffusion erfolgt. Die Mantelzone der Lungen wird denn auch als *stumme Zone* beschrieben. Die Vorstellung, dass das normale Atemgeräusch durch «Entfaltung der Alveolen» zustande komme (darum der nach wie vor gesehene Begriff des Vesikuläratmens), gilt deshalb heute als überholt.

stumme Zone

Die Atemgeräusche (normales und tracheales Atemgeräusch, Bronchialatmen und Kompressionsatmen) gehen also von demselben Schallsender aus (zentral entstehende Turbulenzen) und werden auf dem Weg bis zum Stethoskop unterschiedlich durch Filter- und Resonanzphänomene beeinflusst. Der Übergang vom trachealen zum normalen Atem-

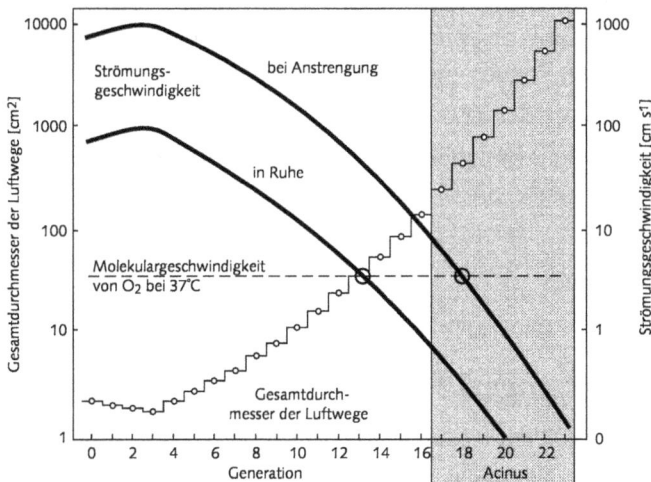

Abb. 5.2: Zusammenhang zwischen Gesamtdurchmesser der Luftwege und Strömungsgeschwindigkeit: Die Strömungsgeschwindigkeit verhält sich umgekehrt proportional zum Gesamtdurchmesser aller Luftwege einer bestimmten Generation. Ab 13. (in Ruhe) bzw. 16. Generation (bei Anstrengung) vorwiegend Diffusion, da die Strömungsgeschwindigkeit kleiner als die Molekulargeschwindigkeit von Sauerstoff ist (aus [9])

geräusch ist fliessend und hängt auch stark von den Dimensionen der Atemwege und des Thorax ab.

Normales Atemgeräusch

Beschreibung

Das normale Atemgeräusch, das über der gesunden Lunge, vor allem auch an den Lungenbasen hörbar ist, zeigt einen deutlich verminderten Anteil an hohen Frequenzen. Die in der Lunge enthaltene Luft hat einerseits die hohen Frequenzen abgeschwächt (Filterwirkung), das Lungenparenchym hat andererseits die tiefen Frequenzen verstärkt (Resonanzphänomen). Die Intensität ist geringer als beim trachealen Atemgeräusch, weil das Geräusch auf seinem längeren Weg mehr Energie verloren hat. Das Frequenzband ist sehr schmal und reicht nur bis ca. 500 Hz. Der Klangcharakter ist dunkel, vielleicht am besten zu vergleichen mit einem feinen Hauchen. Die Exspiration ist normalerweise nur im ersten Drittel hörbar. Die Lautstärke (Intensität) hängt wesentlich von der Strömungsgeschwindigkeit, oder anders ausgedrückt, vom Atemminutenvolumen ab. Bei Nasenatmung wird das Geräusch leiser, weil dann zentral weniger Turbulenzen entstehen.

pathologische Befunde

Beim normalen Atemgeräusch finden wir als pathologisch bedeutsamen Befund in erster Linie eine Abschwächung, wesentlich seltener auch eine Verstärkung. Wichtigstes Beurteilungskriterium bildet also die Intensität:

- Verminderung
  - Vergrösserung des pleuralen Raumes (Pleuraerguss, Tumor, Pleuraschwarte, Pneumothorax)
  - Überblähung des Thorax (Emphysem)
  - teilweise oder komplette bronchiale Obstruktion, Atelektasen
  - verminderte Expansion des Thorax
- Verstärkung
  - Anstrengung
  - Beginn einer asthmatischen Krise

Tracheales Atemgeräusch

Beschreibung

Das physiologischerweise bei Auskultation über der Trachea gehörte Geräusch entspricht etwa dem «Ausgangsgeräusch» am Entstehungsort: Ein breites Frequenzband von ca. 100 bis über 2000 Hz. Das tracheale Atemgeräusch, besser eigentlich als zentrales Atemgeräusch zu bezeichnen, ist anterior und posterior parasternal bzw. intraskapulär sowie über der Tracha zu hören. Da nur wenig Lungenparenchym mit Luft zwischen Auskultationsort und Entstehungsort des Geräusches liegt, wirken sich Resonanz und Filter nur schwach aus. Das Geräusch erhält ein charakteristisch

normales Atemgeräusch   tracheales Atemgeräusch

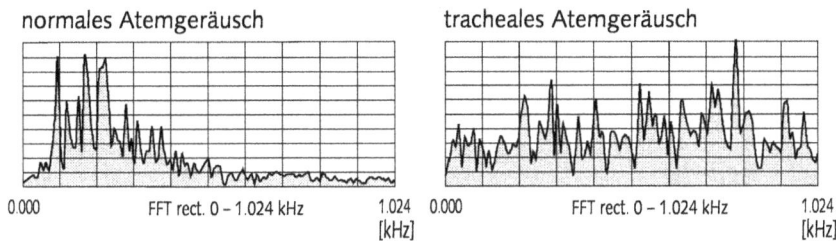

0.000   FFT rect. 0 – 1.024 kHz   1.024   0.000   FFT rect. 0 – 1.024 kHz   1.024
                                              [kHz]   [kHz]

Abb. 5.3: Frequenzspektren: Normales Atemgeräusch mit schmalem Frequenzband bis ca. 450 Hz, aufgenommen an der re Lungenbasis (links). Tracheales
Atemgeräusch mit breitem Frequenzband über 1000 Hz (rechts)

helles, scharfes Timbre, das sich deutlich vom normalen Atemgeräusch   hell, scharf
abhebt und das vor allem auch während der gesamten Exspiration hörbar
ist.

Das tracheale Atemgeräusch wird, wenn es pathologischerweise aus-
serhalb seiner normalen Zonen (den zentralen Thoraxpartien) zu hören
ist, als Bronchialatmen oder als Kompressionsatmen beschrieben:

Bronchial- und Kompressionsatmen

Die akustischen Charakteristika des *Bronchialatmens* entsprechen weitgehend denen des trachealen Atemgeräusches: Breites Frequenzband, hel-

Herr F., 54-jährig, wurde vor vier Tagen am offenen Herzen (Bypassoperati-
on) operiert. Die Therapeutin hört auf der linken unteren Thoraxhälfte ein
abgeschwächtes Atemgeräusch, ebenso rechts ganz basal. Oben sind die
Atemgeräusche normal. Perkutorisch besteht unterhalb der linken Scapula
eine absolute Dämpfung und direkt oberhalb davon, auf einem schräg nach
oben verlaufenden Streifen, ist ein Kompressionsatmen zu hören. Links ist
der Stimmfremitus vermindert, rechts normal; es sind keine Nebengeräusche
hörbar.

Diese Anordnung der Atemgeräusche ist typisch für den postoperativen
Verlauf nach Herzoperationen: Die perkutorische Dämpfung und das abgeschwächte Atemgeräusch links rühren von einem Pleuraerguss her, den rund
45 Prozent der Bypassoperierten entwickeln. In über 80% der Fälle ist dabei
nur die linke Seite betroffen.

Als Ursache wird die postoperativ oft auftretende Perikarditis angenommen. Das bandartig hörbare Kompressionsatmen entsteht durch die Verdichtung des Lungenparenchyms: Der Erguss verdrängt das Lungenparenchym,
die Lunge wird zusammengepresst. Die Differenzierung zwischen Infiltrat
und Erguss ist nur mittels des Stimmfremitus möglich: Während der Stimmfremitus in diesem Beispiel fehlt, wäre er bei vorhanden Infiltraten verstärkt.

Klinische Anwendung 5.1: Atemgeräusche

les und scharfes Timbre, deutlich während der ganzen Exspiration hörbar.
Zusätzlich wird oft der «fauchende» Charakter des Bronchialatmens betont. Das Bronchialatmen weist eigentlich immer auf eine *Verdrängung der Luft* in der Lungenperipherie hin:

fauchender Charakter

- Pneumonien

- Konsolidation mit offenem Bronchus

- Abszess

- Oberlappenatelektase (weil die Trachea direkt dem Oberlappen anliegt und somit als Schallsender fungieren kann)

Das *Kompressionsatmen* ist eine Spielart des Bronchialatmens: es unterscheidet sich nicht im Charakter, aber durch seine Ursache vom Bronchialatmen. Die *Kompression des Lungenparenchyms* durch einen raumfordernden Prozess (Pleuraerguss, Tumor) führt zur Verdichtung des Lungenparenchyms und zu einem dem Bronchialatmen vergleichbaren, hellen, scharfen Atemgeräusch.

Nebengeräusche

Die Nebengeräusche treten zusätzlich zu den Atemgeräuschen auf. Sie entstehen nicht nur (wie die Atemgeräusche) im zentralen Anteil des Bronchialbaumes, sondern im gesamten Lungenparenchym bzw. Bronchialbaum. Die Nebengeräusche werden unterteilt in diskontinuierliche

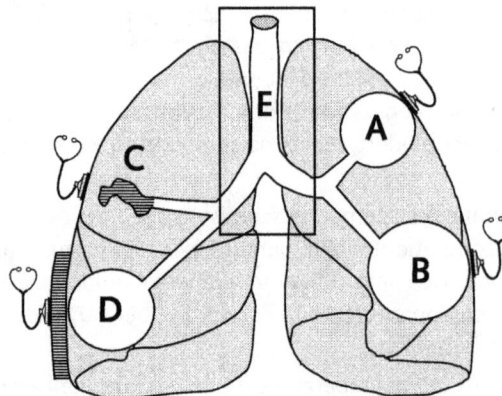

Abb. 5.4: Synopsis der Atemgeräusche: E = Entstehungsort der Atemgeräusche; A = normales Atemgeräusch über normaler Lunge; B = abgeschwächtes Atemgeräusch bei überblähter Lunge (Emphysem); C = Bronchialatmen bei Verdichtung des Lungenparenchyms oder Abschwächung bei Atelektase; D = abgeschwächtes Atemgeräusch bei Pneumothorax, Pleuraschwarte und Pleuraerguss

Nebengeräusche (Rasselgeräusche und Pleurareiben) und kontinuierliche
Nebengeräusche (Giemen, Brummen und Stridor).

Diskontinuierliche Nebengeräusche

Alle nicht kontinuierlichen Nebengeräusche, die weniger lang als 20 ms   <20 ms
dauern, werden als diskontinuierliche Nebengeräusche bezeichnet. Die
wichtigste Gruppe bilden die sogenannten Rasselgeräusche, die nach nach
ihrer Frequenz unterschieden werden können.

Entstehung der Rasselgeräusche

Der Ursprung der Rasselgeräusche kann nur in hypothetischer Form beschrieben werden. Zwei Hypothesen stehen heute im Vordergrund. Für
die Entstehung der tieffrequenten Rasselgeräusche mag das «Bläterle»
als Beispiel dienen, das entsteht, wenn versucht wird, mit einem Trinkhalm die letzten Tropfen aus einem Getränkebeutel zu saugen. In der
Lunge entstehen Geräusche in dieser Art und eise wohl vor allem in den
proximalen Abschnitten des Bronchialbaumes, wenn genügend Sekret
(oder andere Flüssigkeit) vorhanden ist.

Die andere Hypothese stammt von Forgacs[1]: Die plötzliche Öffnung   Hypothese von
eines verschlossenen Bronchus bzw. der sehr schnell stattfindende Druck-   Forgacs

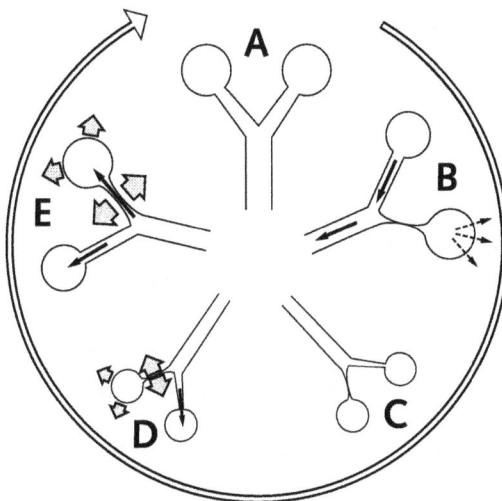

Abb. 5.5: Hypothese zur Entstehung der Rasselgeräusche nach Forgacs: A: Inspirationsstellung, beide Lungenareale mit gleichem Volumen. B: Ein Abschnitt
leert sich, Verschluss des anderen bsp. durch Sekret, Diffusion des restlichen
O_2. C: Endexspiratorisch sind beide Areale bis auf ihr Residualvolumen ge-
leert. D: Bei Inspiration füllt sich das offen gebliebene Segment, im anderen,
verschlossenen Gebiet entsteht starker Unterdruck. E: Bei genügend hohem
transpulmonalem Druck Eröffnung des verschlossenen Areals

ausgleich zwischen dem vorher abgeschnittenen Gebiet und dem Bronchialbaum führen zum Rasselgeräusch. Diese zweite Entstehungsart dürfte wohl eher in den distalen und peripheren Lungenabschnitten vorherrschen. Als Ursache des Verschlusses von Bronchien kommen sowohl endobronchiale (Sekret, Schwellung) als auch exobronchiale (Fibrose, Lungenoedem) in Frage.

Die feinen Rasselgeräusche sind zu wenig energiereich, als dass sie über grössere Distanzen gehört werden könnten. Sie zeigen somit relativ lokale Befunde an, die in der Regel auch gezielt lokal zu behandeln sind.

Beschreibung der Rasselgeräusche

Die Beschreibung der Rasselgeräusche erfolgt für die physiotherapeutischen Belange am besten durch folgende Charakteristika: Tonhöhe (Frequenz), Position im Atemzyklus, Anzahl pro Atemzyklus, Lageabhängigkeit, Therapieabhängigkeit.

Nomenklatur Leider haben sich je nach Sprachregion unterschiedliche Lösungen für die Nomenklatur der Auskultation eingebürgert, die in der Regel von der oben genannten Variante abweichen. Postiaux war einer der ersten Physiotherapeuten, der sich intensiv mit den Einsatzmöglichkeiten der Auskultation in der Physiotherapie auseinandersetzte. Er hat die von der International Lung Sounds Association (ILSA) vorgeschlagene Einteilung in zwei Typen (grobes und feines Rasselgeräusch) [5] aus praktischen Gründen abgelehnt und das Rasseln in drei Kategorien nach ihrer Frequenz gegliedert (tief-, mittel- und hochfrequente Rasselgeräusche)[7].

Diese Art der Einteilung ist auf die anschliessend eingesetzte Therapie ausgerichtet. Sie ist aber der intensiven Zusammenarbeit und einem Erfahrungsaustausch mit den Ärzten abträglich. In diesem Skriptum wird deshalb die Nomenklatur der ILSA (natürlich auf Deutsch übersetzt), beziehungsweise die an den Universitäten der deutschen Schweiz gelehrte Variante übernommen. Durch die zusätzlichen Möglichkeiten der Charakterisierung, die Postiaux angibt, ist die therapeutisch bedeutsame Einteilung in drei Typen ohne weitere Probleme möglich.

▩ **Tonhöhe** Wir unterteilen die Rasselgeräusche bezüglich ihrer Tonhöhe in grobe (tieferfrequente) und feine (höherfrequente) Rasselgeräusche. Das «höher» bzw. «tiefer» ist mit Bedacht gesetzt und soll zum Ausdruck bringen, dass mit diesen beiden Geräuschen das totale Frequenzspektrum abgedeckt wird, der übergang aber fliessend ist.

grob = tief
fein = hoch

Im Vergleich zur Einteilung von Postiaux entspricht «grob» den tief- und mittelfrequenten, «fein» den hochfrequenten Rasselgeräuschen. Im deutschsprachigen Raum werden nach wie vor auch die Bezeichnungen grob- und feinblasig verwendet.

▨ **Position im Atemzyklus** Die Beschreibung der Position im Atemzyklus erfolgt durch eine Dreiteilung sowohl der Inspirations- als auch   drei Phasen
der Exspirationsphase. Die drei Drittel werden als proto- (1. Drittel),
meso- (2. Drittel) und telephasisch (3. Drittel) bezeichnet. Tritt ein
Geräusch über die gesamte Inspirations- oder Exspirationsphase auf,
so nennt man dies holophasisch. Telephasische Rasselgeräusche deuten eher auf einen peripheren bzw. interstitiellen Prozess hin, weil sich
die kleinen Bronchien erst am Ende der Inspiration öffnen. Rasselgeräusche sind im Allgemeinen vorwiegend in der Inspirationsphase,
Giemen und Brummen in der Exspirationsphase hörbar.

▨ **Lageabhängigkeit** Die Lageabhängigkeit ist dann gegeben, wenn Nebengeräusche nicht in jeder Körperstellung gleich gehört werden, dass   Nebengeräusche
heisst, wenn sie je nach Körperstellung stärker oder schwächer, be-   verändert
ziehungsweise seltener oder häufiger werden. In den meisten Fällen
treten in der infralateral gelagerten Lungenhälfte mehr Rasselgeräusche auf, weil die abhängig gelagerte Lunge komprimiert wird. Damit
werden vermehrt Bronchien während der Exspiration verschlossen,
die sich während der Inspiration wieder öffnen und Rasselgeräusche
erzeugen. Feine Rasselgeräusche in der frühen Phase der Pneumonie
werden beispielsweise bevorzugt in Seitenlage infralateral gehört[2].

▨ **Therapieabhängigkeit** Die Therapieabhängigkeit bezeichnet die Veränderung der Rasselgeräusche nach Applikation einer therapeutischen
Anwendung. Proximal entstehende Rasselgeräusche sind hustenab-
hängig – sie verschwinden nach einem Hustenstoss. Distal entstehende grobe Rasselgeräusche können mit einer Serie von tiefen, maximalen Exspirationen im Sinne des LEGOS oder der Autogenen Drainage
beeinflusst werden.

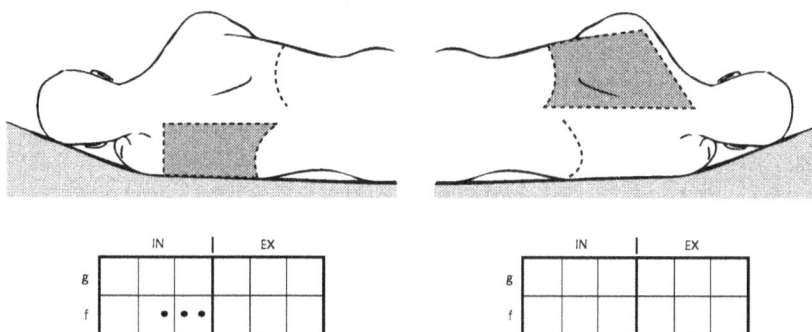

Abb. 5.6: Lageabhängigkeit der Rasselgeräusche: Wird die linke Lunge abhängig gelagert (links), so sind telephasisch feine Rasselgeräusche zu hören. Wird
die linke Lunge unabhängig gelagert (rechts), so sind keine Rasselgeräusche
hörbar. Die gehörten Rasselgeräusche sind somit lageabhängig

■ **Anzahl der Rasselgeräusche** Die Anzahl der Rasselgeräusche während eines Atemzyklus kann mit dem Stethoskop nur näherungsweise beschrieben werden. Zur genauen Auswertung bedarf es eines Phonopneumogramms (analog oder digital). Die Aufzeichnung geschieht deshalb am ehesten in Form eines «Score», beispielsweise mit den Bezeichnungen + und ++ für wenige bzw. viele Rasselgeräusche.

Score (+ / ++)

Grobe Rasselgeräusche

Das grobe (tieferfrequente) Rasselgeräusch entsteht in den proximalen und distalen Anteilen des Bronchialbaumes. Der Klang entspricht am ehesten demjenigen von heissem Öl, in das ein paar Tropfen Wasser hineingeraten oder an den Lärm einer Kegelbahn.

proximal ■ Das proximal entstandene grobe Rasselgeräusch hat eine hohe Energiedichte und wird deshalb oft auch (verstärkt durch die Resonanz der Thoraxwand) am Thorax palpiert; es ist oft bei tiefer Atmung am offenen Mund hörbar. Während dem Atemzyklus tritt es unregelmässig auf, es ist meist nicht lageabhängig und es ist in aller Regel abhustbar.

distal ■ Grobe, distal entstehende Rasselgeräusche sind im zeitlichen Auftreten während dem Atemzyklus meist konstant (d.h. mehrere Zyklen nacheinander ergeben dasselbe Hörbild). Ebenfalls bewegungsabhängig, werden sie aber durch Husten kaum beeinflusst: Die Veränderung des Auskultationsbefundes tritt nach einer Serie von langsamen Exspirationen mit offener Glottis (LEGOS oder AD) auf. Diese Rasselgeräusche sind in der Regel lageabhängig: Oft sind sie nur in Seitenlage auf der infralateralen (abhängigen) Seite zu hören. Dreht man den Patienten auf die Gegenseite, oder sitzt er am Bettrand, so sind die Rasselgeräusche verschwunden.

Flüssigkeit im Bronchiallumen Das grobe Rasselgeräusch entsteht durch *jegliche Art von Flüssigkeit*, die im Bronchiallumen liegt. In den meisten Fällen wird dies Sekret sein, allerdings ist auch an ein massives Lungenoedem zu denken (das allerdings beidseits gleich zu hören sein sollte und das von massiven anderen Symptomen wie Dyspnoe, Zyanose etc. begleitet sein wird).

Feine Rasselgeräusche

peripher Das feine Rasseln ist hochfrequent und entsteht in der Regel in der Lungenperipherie. Ursache sind in erster Linie interstitielle Prozesse (beispielsweise Pneumonie oder Fibrose). Das knisternde Geräusch – der Klang erinnert an das Knistern der Haare, die man nahe am Ohr gegeneinander reibt – tritt meist telephasisch auf und ist immer bewegungsunabhängig. Dass heisst, dass sowohl Husten und Huffen als auch die langen Exspirationen (LEGOS und AD) zu keiner Veränderung des Auskultationsbefundes führen. Je nach Ursprung der feinen RG sind sie in

bewegungsunabhängig

vielen Fällen aber lageabhängig. Die Energiedichte dieser hochfrequenten Rasselgeräusche ist sehr klein, so dass sie mit schlechter Ausrüstung überhört werden können.

Als Ursprung für diese Rasselgeräusche kommen verschiedene Möglichkeiten in Frage: Eine Obstruktion der kleinen, terminalen Luftwege durch Schwellung oder Sekret ist ebenso möglich, wie eine Lungenfibrose oder ein Lungenödem. Bei einer Lungenfibrose sind die telephasisch hörbaren feinen Rasselgeräusche trotz hoher Frequenz recht laut und scharf, man spricht auch vom sogenannten «Velcro-Geräusch», weil es wie das Öffnen eines Klettverschlusses klingt. Wie bei der Lungenfibrose ist auch beim Lungenoedem das feine Rasselgeräusch beidseitig hörbar.

interstitielle Prozesse

Kontinuierliche Nebengeräusche

Die zweite Gruppe der Nebengeräusche bilden das Giemen und Brummen sowie der Stridor, die unter dem Begriff kontinuierliche Nebengeräusche zusammengefasst werden. Das Giemen ist ein kontinuierlicher Ton von mindestens 250 ms Länge. Mittels einer Frequenzanalyse lassen sich ein Grundton und mehrere Obertöne bestimmen. Töne, die kürzer als 250 msec lang sind, bezeichnet man als squeaks[6].

Der Ursprung des Giemens wird heute meist mit der Schwingung der Bronchialwand erklärt[3]: Die Verringerung des Bronchiallumens führt zu einer erhöhten Geschwindigkeit der strömenden Luft. Nach dem Gesetz von Bernoulli sinkt dadurch der statische Druck intrabronchial, das Lumen verringert sich weiter bis zum beinahe vollständigen Kollaps. Das dadurch ermöglichte schlagartige Ansteigen des intrabronchialen Druckes führt zur Wiedereröffnung des Bronchus. Aufeinanderfolgende Zyklen ergeben eine sinusoidale Schwingung der Bronchialwand, die sich als Pfeifen manifestiert. Dieses Phänomen kann nur bei genügend hohem Flow auftreten.

Entstehung

Schwingung d. Bronchialwand

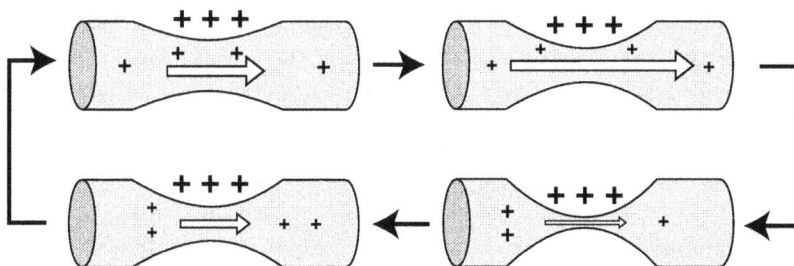

Abb. 5.7: Entstehung der kontinuierlichen Nebengeräusche nach [7] (Erklärung im Text)

Sekret

Ein zweiter möglicher Entstehungsmechanismus ist zähes Sekret, das in den grossen Bronchien an der Wand haftet und durch die Luftströmung in Schwingung versetzt wird. Tiefrequente Brummgeräusche können meist abgehustet werden, bei chronisch obstruktiven Patienten mit sehr zähem Sekret (insbesondere auch bei CF-Patienten) kann aber auch endexspiratorisch hochfrequentes Giemen gehört werden, das eher auf distal liegendes Sekret hinweist.

Beschreibung

Das Giemen wird durch die Tonhöhe (Frequenz), die Komplexität und die Intensität beschrieben. Die Grundfrequenz des Pfeifens liegt in der Regel unter 1000 Hz. Sie hängt vor allem von der Dimension und der Art der schwingenden Bronchialwand und des umgebenden Resonanzkörpers ab. Die Komplexität wird seit Forgacs durch die Begriffe monophon und polyphon beschrieben: Das monophone Pfeifen (d.h. ein einzelner

Giemen

Ton) entsteht durch eine lokalisierte Obstruktion (Tumor, Fremdkörper) oder durch eine generelle Obstruktion (Spasmus), wobei es im ersten Fall oft inspiratorisch und exspiratorisch, im zweiten Fall vor allem endexpspiratorisch auftritt. Das polyphone Pfeifen (also mehrere Töne übereinander) findet sich vor allem bei chronisch obstruktiven Pneumopathien, insbesondere bei asthmatischen und bronchitischen Erkrankungen.

Brummen

Die Frequenz des Brummens ist tief. Laënnec verglich den Klang mit den «ronflements d'un dormeur» oder mit dem «roucoulement d'un pigeon ramier»[4]. Das Brummen entsteht oft durch zentral am Bronchus anhaftendes Sekret und ist oft in- und exspiratorisch zu hören.

Squeaks

Einen Sonderfall stellen die Squeaks dar. Diese Töne von sehr kurzer

---

Ein 50-jähriger Patient beklagt sich seit vier Tagen über Fieber und gibt an, in den ersten zwei Tagen auch oft trocken gehustet zu haben. Momentan ist der Hustenreiz nur minimal. Perkutorisch findet sich kein bedeutender Befund (ev. leichte Dämpfung rechts dorsal); der Stimmfremitus ist ipsilateral leicht erhöht; auskultatorisch findet sich sitzend rechts dorsal ein abgeschwächtes Atemgeräusch, direkt unter dem Angulus inf. der Scapula ein leichtes Bronchialatmen. In Seitenlage rechts hört man infralateral (also rechts) inspiratorisch telephasisch feine RG, die auch nach einer Serie von tiefen Exspirationen (LEGOS) genau gleich zu hören sind. Am Mund sind keine Geräusche hörbar.

Das abgeschwächte Atemgeräusch lässt auf eine Obstruktion schliessen, die perkutorische Dämpfung an einen Erguss oder an eine Konsolidation. Das mitten in der Dämpfung liegende Bronchialatmen weist eher auf eine Konsolidation mit offenem Bronchus, denn auf einen Erguss hin. Die lageabhängigen, aber therapieunabhängigen Rasselgeräusche deuten schliesslich auf einen peripher ablaufenden Prozess hin. Der Patient hatte tatsächlich eine Pneumonie.

Klinische Anwendung 5.2: Nebengeräusche

Dauer, die oft bei Bronchiolitiden bei Kindern, beim Erwachsenen bei interstitiellen Erkrankungen und beim ARDS gehört werden können. Sie werden typischerweise am Ende der Inspiration gehört und sind dem Öffnungsknacken, das weiter oben behandelt wurde, nahe verwandt. Sie stellen in gewisser Weise einen Übergang zwischen Giemen und Rasselgeräusch dar: Zu kurz, um als Giemen taxiert zu werden und zu lang, um in die Kategorie Rasselgeräusche zu fallen.

Die Intensität bzw. die Dauer des Pfeifens (bezogen auf einen Atemzyklus) ist ein wesentlicher Parameter zur Beurteilung des Schweregrades einer vorliegenden Störung. Offenbar besteht ein enger Zusammenhang zwischen dem Ausmass der Obstruktion (gemessen am FEV_1) und der prozentualen Dauer des Pfeifens während einem Atemzyklus[7, 8].

Technik und Ablauf der Auskultation

Stethoskop

Der Wert der Auskultation ist abhängig von der Güte des verwendeten Stethoskopes, vor allem aber von den Fähigkeiten des Untersuchers. Es sollte unbedingt ein Stethoskop verwendet werden, das auch hochfrequente Rasselgeräusche noch erkennen lässt. Kritische Elemente sind dabei in erster Linie die Membran und der Schlauch.

Qualität des Stethoskops

Die Membran sollte so beschaffen sein, dass sie hohe Frequenzen durch ihre Resonanz verstärkt. Dies ist meist nur bei den teureren Stethoskopen der Fall. Der anfängliche Preisvorteil der bei Studenten beliebten Kopien des HP-Stethoskopes kann sich bald einmal in einen Nachteil verwandeln, weil der Physiotherapeut weniger hört als mit einem guten Stethoskop und weil die billigen Membranen sehr weich und anfällig auf Beschädigung sind. Ideal ist für den in der Pneumologie tätigen Physiotherapeuten ein Stethoskop mit zwei Membranen, einer kleinen und einer grossen, damit auch Kinder problemlos auskultiert werden können.

Membran

Ein langer Schlauch führt zwangsläufig zu einem Schallverlust, der sich vor allem bei leisen, feinen Geräuschen negativ auswirkt. Für einen T-förmigen Schlauch gilt wegen der dadurch auftretenden Turbulenzen dasselbe. Besser sind hier die als flaches Y geformten Schläuche (bsp. von Litman).

Schlauch

Untersuchungssequenz

Wenn möglich wird man versuchen, den Patienten zuerst sitzend zu untersuchen (Bettrand!). Im Spital herrscht vielerorts die Unsitte vor, den Patienten im Bett sitzen zu lassen (Langsitz) und ihn so zu auskultieren.

Ausgangsstellung

Dies führt dazu, dass der Patient nicht mehr so tief einatmen kann und Befunde verlorengehen.

Seitenvergleich

Am besten werden vergleichbare Stellen am Thorax links-rechts direkt miteinander verglichen. Die Sequenz beginnt dorsal oben und läuft mäandrierend nach unten. Anschliessend wird der anteriore und der laterale Thorax auskultiert. Die Auskultation von dorsal, lateral und ventral ist deshalb von grosser Bedeutung, weil Nebengeräusche oft nur lokal gehört werden können und deshalb die Anatomie der Lunge berücksichtigt werden muss. (Dorsal hört man in erster Linie die Unterlappen, oberhalb der Skapula die Oberlappen. Ventral ist links fast nur der Oberlappen zu hören, rechts unterhalb der 4. Rippe der Mittellappen, oberhalb davon der Oberlappen. Von der Seite gesehen liegen die Oberlappen jeweils vorne oben, die Unterlappen unten hinten).

Auskultation in Seitenlage

Wurde während dieser ersten Sequenz ein positiver Befund erhoben (zum Beispiel abgeschwächtes Atemgeräusch rechts basal), so muss anschliessend in Seitenlage (infralateral) auskultiert werden, um eventuell in sitzender ASTE nicht hörbare Rasselgeräusche doch noch zu erfassen. Wurden bereits in sitzender ASTE Rasselgeräusche gehört, so ist die Auskultation in Seitenlage obligat, um die Lageabhängigkeit beurteilen zu können (die uns unverzichtbare Hinweise für die auszuwählende Therapie gibt). Aus dem Gesagten ergibt sich, dass Patienten wenn immer

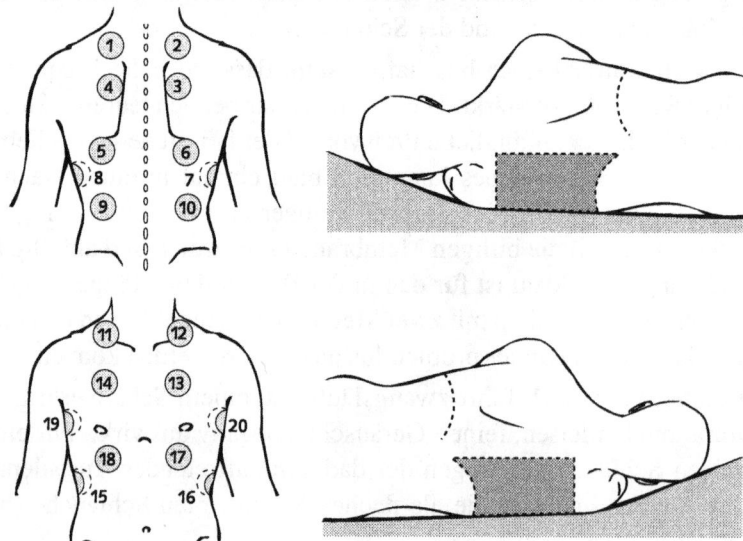

Abb. 5.8: Ablauf der Lungenauskulation: Auskultation vergleichbarer Stellen links und rechts von dorsal, von lateral und von ventral. Anschliessend Beurteilung der Lageabhängigkeit durch Auskultation der infralateralen Seite (und ev. supralateralen Seite) (aus [7])

möglich sowohl im Sitzen wie auch in Seitenlage abgehört werden sollten.

Während der Auskultation muss der Patient unbedingt dazu angehalten werden, tief durch den offenen Mund ein- und ausatmen. Sonst können eventuell vorhandene Befunde überhört werden. Die Untersuchungstechnik sollte soweit geübt werden, dass pro Auskultationspunkt ein Atemzyklus lang auskultiert wird und die Position während der exspiratorischen Pause gewechselt wird. Bei ungeübten Untersuchern, die pro Auskultationsstelle mehrere Atemzyklen lang verharren, muss zeitweilig unterbrochen werden, da der Patient sonst hyperventiliert.

Atemtechnik

Notation und Beurteilungskriterien

Die sorgfältige Dokumentation und deren kritische Auswertung ermöglichen eine gezielte und sichere Interpretation der Befunde. Wie immer heisst notieren (zumeist) auch *zuerst denken, dann handeln*. Zur Übung wird deshalb unbedingt empfohlen, bei möglichst vielen Patienten die Befunde auf den Dokumentationskarten festzuhalten. Eine akribische Auswertung dieser Karten erlaubt es, für einzelne Patienten genaue Verlaufsprotokolle zu erstellen, aus denen wiederum wichtige Rückschlüsse bezüglich Effizienz und Richtigkeit der gewählten Therapie gezogen werden können. Die vorgeschlagene Notationsart richtet sich wiederum weitgehend nach den Richtlinien für die Ausbildung der Ärztinnen und Ärzte,

Dokumentations-karte

Allgemeine Abkürzungen

↑   Zeichen verstärkt
↓   Zeichen abgeschwächt
∅   Zeichen nicht vorhanden

Nebengeräusche

◉   grobe RG, vereinzelt
◉+   grobe RG, mässig viele
◉++   grobe RG, sehr viele
○   feine RG, vereinzelt
○+   feine RG, mässig viele
○++   feine RG, sehr viele

──   monophones Pfeifen
≡   polyphones Pfeifen

Perkussion

▨▨▨ Dämpfung

Stimmfremitus

F

Atemgeräusche

│   Inspirium
─   Exspirium
└   normales AG
└̟+   nAG abgeschwächt
╲   kein AG
T   Bronchialatmen

Abb. 5.9: Notation der Lungenauskultationsbefunde. Für die klare Trennung von feinen und groben Rg können auch Farben verwendet werden

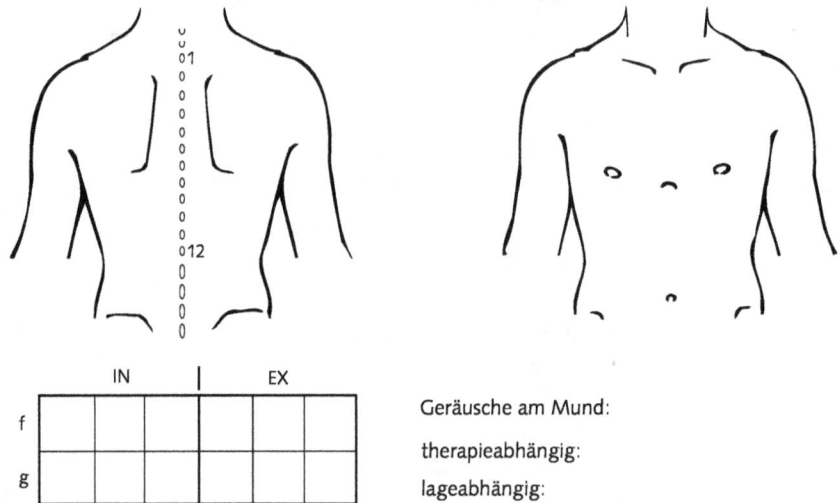

Abb. 5.10: Dokumentationskarte für die Lungenauskultation: Befunde der Perkussion und der Lungenauskultation werden gemäss der vorstehenden Notationsregeln bei jeder Untersuchung auf einer separaten Karte festgehalten

allerdings um einige spezifisch für die Physiotherapie wichtige Faktoren ergänzt.

Auskultation – therapeutische Techniken

Mit Hilfe der Lungenauskultation kann das in der Lunge im Übermass vorhandene Sekret lokalisiert und die Störung gezielt behandelt werden. Wir gebrauchen dazu auch den Begriff des Etagenprinzips, weil je nach betroffener Lungenregion (Etage) eine andere Technik angewandt werden muss.

Etagenprinzip

Insbesondere die distalen und peripheren Prozesse sind durch die Lungenauskultation auch durch die Physiotherapeutin direkt beurteilbar (falls sie sich genügend in dieser Technik übt!). Proximale Prozesse sind weiterhin auch durch Palpation und Abhören der Geräusche am Mund erfassbar.

Eine Obstruktion im Sinne des bronchialen Spasmus zu erkennen wird durch die Lungenauskultation erleichtert, besonders im frühen Stadium. Man denke in diesem Zusammenhang daran, dass eine vorhandene Bronchokonstriktion eine Sekretmobilisation beeinträchtigen oder verhindern kann und dass insbesondere eine Abschwächung des normalen Atemgeräusches auch ohne begleitende Nebengeräusche auf eine bronchiale Obstruktion hindeuten kann.

Das Etagenprinzip soll eine Überlegungshilfe darstellen, um je nach Befund die adaequate Technik zur Sekretmobilisation anwenden zu können. Die Lunge lässt sich nach den im Kapitel zur Sekretmobilisation zusammengestellten Aspekten in drei Etagen gliedern:

Proximale Etage

Die proximale Etage liegt vollständig in der konduktiven Zone des Bronchialbaumes und wird beim normalen Bronchialsystem nach distal durch den Equal Pressure Point (EPP) begrenzt. Deshalb kann Sekret, welches in dieser Zone liegt, mit Techniken, die den Flow maximal beschleunigen (Husten / Huffen), mobilisiert werden. Bei pathologisch verändertem Bronchialbaum (insbesondere bei instabilem Bronchialsystem) wandert der EPP nach distal, in ein Gebiet, wo keine Knorpelspangen den kompletten Kollaps des Bronchialsystems verhindern. Dadurch wird die Mobilisation von Sekret erschwert, weil auch in den proximalsten Abschnitten der Flow nicht hoch genug wird. Die Patienten versuchen dann oft, mit grossem Druck das Sekret hochzupressen. In dieser Situation muss versucht werden, die Techniken der mittleren Etage auch dann noch anzuwenden, wenn vom Befund her das Sekret bereits zentral liegt (grobes Rasseln, nicht lageabhängig). Die oft gesehene Ungeduld des Physiotherapeuten, der nicht lange genug warten kann, bis das Sekret tatsächlich genügend weit proximal liegt, ist hier für den Patienten ein Störfaktor.

EPP

Husten / Huffen

Distale Etage

Die mittlere Etage wird gegen proximal durch den Übergang von knorpelgeschützten Bronchien zu den kaum geschützten Bronchiolen festgelegt. Gegen peripher bildet der Wechsel vom zentralwärts noch primär durch Flow bestimmten Gastransport zum nach peripher in erster Linie durch Diffusion geprägten Gastransport die Grenze. In dieser Beschreibung der peripheren Grenze (also dem Übergang zur periphersten Etage) enthalten ist die Tatsache, dass das Bronchialsystem bis zum Bereich der terminalen Bronchiolen Dimensionen aufweist, die für den flowbestimmten Gastransport optimiert sind. In der respiratorischen Zone nimmt aber der Durchmesser der Luftwege nur noch wenig ab. Diese im Vergleich zur Abnahme des Durchmessers pro Generation im zentraleren Bereich nur noch geringfügige Verringerung des Durchmessers führt dazu, dass die Luftwege in der respiratorischen Zone bei Ausatmung länger offen bleiben und damit mehr Zeit für die Durchmischung von frischem bzw. residuellen Gasanteil zur Verfügung steht[9]. Die im Kapitel zur Sekretmobilisation hypothetisch formulierte Druckprinzip hat letztendlich hier ihren Ursprung: Peripher liegt ein genügend grosses Gasreservoir, das bei lange anhaltender Exspiration sehr distal im Bronchialbaum liegen-

Übergang Flow – Diffusion

Druck- und Flowprinzip

Bronchialsystem			Rassel-geräusch	Position inspiratorisch	lage-abhängig	bewegungs-abhängig	PT-Technik
Konduktive Zone	0	Trachea	grob	zufällig	nein	ja (Husten)	Husten Huffen
	1 2 3 4	Bronchien					
	5	Bronchiolen					
	16	Terminale Bronchiolen		holophasisch meso/telephasisch telephasisch	ja	ja (LEGOS / AD)	LEGOS AD
Übergangs- und respiratorische Zone	17 18 19	Respirator. Bronchiolen	fein	telephasisch	ja	nein	MITF offen halten
	20 21 22	Alveoläre Gänge					
	23	Alveoläre Säcke					

Abb. 5.11: Synopsis der Rasselgeräusche: Zusammenhang zwischen Lungene-tage, Art des Rasselns, zusätzlichen Variabeln und adaequater therapeutischer Technik (nach [7, 9])

des Sekret nach zentral zu pressen vermag. Je zentraler das Sekret in dieser mittleren Etage liegt, desto eher wird erhöhter Flow die Sekretmo-bilisation unterstützen. Damit haben wir im Wesentlichen die Techniken AD und LEGOS beschrieben und charakterisiert.

Periphere Etage

In der periphersten Etage findet der Gastransport vorwiegend durch Dif-fusion statt, die Luftwege verringern ihren Durchmesser pro Generation nur noch unwesentlich. Hier können also die für die mittlere Etage auf-gestellten Mechanismen nicht mehr zum Tragen kommen. Eine eigentli-che Sekretmobilisation ist in dieser Zone nicht möglich! Die Technik der Wahl für Störungen in diesem Bereich ist deshalb die MITF, die maxi-male Inspiration mit tiefem Flow. Das therapeutisches Ziel ist das Offen-

Offenhalten   halten oder Wiedereröffnen dieser periphersten Lungenabschnitte.

Je nach auskultatorischem Befund wird man also gezielt die adaequa-te Technik auswählen müssen, um die Störung mit Erfolg behandeln zu können. Hier muss unbedingt (noch einmal) angemerkt werden, dass die vereinfachende Gleichung Rasseln = Sekret beziehungsweise kein Ras-seln = kein Sekret neben der Realität vorbeizielt. Man denke daran, dass ein abgeschwächtes Atemgeräusch Zeichen einer Obstruktion sein kann und der Patient im Zweifel (im Sinne einer Probebehandlung) entspre-chend zu behandeln ist. Insbesondere beim höherfrequenten, feinen Ras-seln kommen neben Sekret noch verschiedene andere Ursachen in Frage

(Oedem, Fibrose, Schwellung). Mit der MITF werden aber diese Patienten sicherlich nicht falsch behandelt, da auch in diesen Situationen ein Offenhalten der peripheren Lunge sicherlich sinnvoll ist. Diese Dehnung der betroffenen Lungenpartie ist eine gute Einstiegstherapie, insbesondere, wenn der Therapeut nach der Untersuchung unsicher ist, ob die vorliegende Störung im distalen oder peripheren Lungenbereich anzusiedeln ist.

Die Lungenauskultation ist ein wichtiges Hilfsmittel zur gezielten Behandlung der Patienten. Der Ausdruck Hilfsmittel muss hier betont werden. Ein therapeutischer Entscheid sollte nicht nur auf der Basis eines Auskultationsbefundes gefällt werden, meist aber sollte kein Atemphysiotherapeut ein Therapieziel ohne vorherige Auskultation festlegen.   **Hilfsmittel**

Das Stethoskop ist nach wie vor ein mit dem Stigma des Arztes behaftetes Arbeitsgerät. Es liegt an uns, es als Hilfsmittel und nicht als Statussymbol einzusetzen. Das Beherrschen der Lungenauskultation ermöglicht noch lange nicht, eine definitive Diagnose zu stellen – dazu sind meist weitere Untersuchungen notwendig. Beide Berufsgruppen können voneinander profitieren, wenn diese Untersuchungstechnik gezielt und nach bestem Wissen eingesetzt wird.

In Richtung «Zusammenarbeit» zielt auch die in diesem Skript vorgeschlagene Nomenklatur. Sie ist mit Absicht so nahe wie nur möglich an die in der Ausbildung der Medizinstudenten gebrauchte Nomenklatur angelehnt, entspricht aber auch in weiten Teilen derjenigen der ILSA. Die Veränderung der Nomenklatur verbessert die Zusammenarbeit zwischen Physiotherapeutinnen und Ärztinnen sicherlich nicht – wir können aber sehr gut die gebräuchliche Nomenklatur mit zusätzlichen Charakterisierungen ergänzen und bestens damit arbeiten.   **Zusammenarbeit**

LITERATURVERZEICHNIS

[1] P Forgacs. *Lung Sounds*. Baillière Tindall, London, 1978.

[2] V E Gilbert. Detection of pneumonia by auscultation of the lungs in the lateral decutibuts positions. *Am Rev Respir Dis*, 140:1012–1016, 1989.

[3] JB Grotberg und SH Davis. Fluid dynamic flapping of a collapsible channel: sound generation and flow limitation. *J Biomech*, 13:219–230, 1980.

[4] R T H Laennec. *De l'auscultation médiate ou traité du diagnostic des maladies des poumons et du coeur*. Brosson et Chaudé, Bruxelles, 1968.

[5] R Mikami, M Murao, D W Cugell, J Chrétien, P Cole, J Meier-Sydow, R L H Murphy und R G Loudon. International Symposium on Lung Sounds; Synopsis of Proceedings. *Chest*, 92:342–352, 1987.

[6] R L Murphy. Auscultation of the lung: past lessons, future possibilities. *Thorax*, 36:99–107, 1981.

[7] G Postiaux. *Kinesitherapie respiratoire et auscultation pulmonaire*. De Boeck, Bruxelles, 1990.

[8] CS Shim und MH Williams. Relationship of wheezing to the severity of obstruction in asthma. *Arch Intern Med*, 143:890–899, 1983.

[9] E R Weibel. *The pathway for oxygen; Structure and Function in the Mammalian Respiratory System*. Harvard University Press, Cambridge, 1984.

Spirometrie und Oxymetrie

Inhalt

In diesem Kapitel werden die für die Physiotherapie wichtigsten spirometrischen Messverfahren, der maximale Inspirationsdruck und die Oxymetrie sowie deren physiologische und pathophysiologische Grundlagen beschrieben [1-6]. Diese sind Teil der unter dem Begriff «Lungenfunktionsprüfung» zusammengefassten Untersuchungsmethoden.

Zum erleichterten Verständnis der Fachliteratur, die in vielen Fällen aus dem anglosaxonen Raum stammt, wird den meisten Begriffen und Abkürzungen ihre englische Entsprechung in Klammern beigefügt.

Begriffe Die Begriffe Spirometrie und -graphie sowie Pneumotachygraphie bezeichnen die zugrundeliegende Untersuchungsmethode, mit der Lungenvolumina und / oder Strömungsgeschwindigkeiten gemessen werden. Die Spirometrie misst atemabhängige Volumenschwankungen der Lunge an der Mundöffnung, die Spirographie visualisiert sie. Mit der Pneumotachographie werden Gasströmungsgeschwindigkeiten pro Zeiteinheit gemessen (Atemfluss in l/s oder l/min). Das einfachste Messprinzip der Pneumotachographie ist das Turbinenspirometer (Drehgeschwindigkeit proportional zum Atemfluss). Etwas genauer sind die offenen Pneumotachographen, bei denen in einem Rohr die Druckdifferenz gemessen wird, die in der Rohrlänge proportional zur Strömung auftritt. Aus diesen Werten kann dann rechnerisch auch das Volumen bestimmt werden.

Lungenvolumina

Verschiedene Volumina sind direkt mit einem einfachen Glockenspirometer oder einem Pneumotachographen, andere nur durch kompliziertere

Messverfahren messbar. Zu den ersteren zählen in erster Linie das Atemzugvolumen V_T (Tidal Volume V_T), die Vitalkapazität VC (Vital Capacity) und die inspiratorische Kapazität IC (Inspiratory Capacity). Die Vitalkapazität setzt sich zusammen aus dem Atemzugvolumen sowie dem exspiratorischen und inspiratorischen Reservevolumen, die inspiratorische
Kapazität umschreibt die Summe von Atemzugvolumen und inspiratori-
schem Reservevolumen.

Die zweite Gruppe bilden das Residualvolumen RV (Residual Volume), das bei maximaler Exspiration noch in der Lunge verbleibt, und die
direkt davon abhängigen Volumina – insbesondere die funktionelle Residualkapazität FRC (Functional Residual Capacity), die das nach einer
normalen Ausatmung in der Lunge verbleibende Volumen darstellt.

Vitalkapazität, in- und exspiratorisches Reservevolumen

Die absoluten Werte der Vitalkapazität und ihrer Teilvolumina sind recht
starken Schwankungen unterworfen. Insbesondere das exspiratorische
Reservevolumen ist im Liegen um ca. 20% tiefer als in sitzender Aus-   ERV lageabhängig
gangsstellung. Die tageszeitlichen Schwankungen betragen etwa 3–5%,
dies vor allem wegen dem unterschiedlichen Füllungsgrad des Magens.
Sowohl extrapulmonale wie auch intrapulmonale Störungen können die
Vitalkapazität *herabsetzen*: Störungen der äusseren Mechanik führen bei-   äussere Mechanik
nahe immer zu einer Verminderung der VC. Beispiele sind Prellungen
und Frakturen der Wirbelsäule oder der Rippen, pleurale Prozesse oder
(neuro-) muskuläre Störungen.

Verschiedene Störungen der inneren Mechanik vermindern die VC.   innere Mechanik
Hier ist beispielsweise an Prozesse, die zu einer Vermehrung des Bin-
degewebes führen (z.B. Lungenfibrose) zu denken – deutliche messbare Einschränkungen der VC sind allerdings erst bei fortgeschrittener Erkrankung zu erwarten. Aber auch Atelektasen, grosse Pleuraergüsse oder
ein Pneumothorax führen zu einer eingeschränkten VC. Fortgeschrittene
obstruktive Lungenerkrankungen führen ebenfalls zu einer verminderten
VC, die durch ein vergrössertes Residualvolumen kompensiert wird.

Aus praktischen Gründen wird oft die forcierte Vitalkapazität FVC   FVC
(Forced Vital Capacity) gemessen. Hier muss beachtet werden, dass bei
schweren obstruktiven Lungenerkrankungen die forcierte Ausatmung
zum Bronchialkollaps führen kann. Da in diesem Fall auch bei langen
Exspirationszeiten nicht das gesamte VC-Volumen ausgeatmet werden
kann, wird die effektive VC unterschätzt. Dies führt bei der Berechnung
des FEV_1/VC-Quotienten zu falsch negativen Werten.

Residualvolumen – funktionelle Residualkapazität

Zur Messung des Residualvolumens bedient man sich entweder der Gasverdünnungsmethode oder der Körperplethysmographie. Bei der Gasver-

*Gasverdünnungs-
methode*
dünnungsmethode atmet die Patientin Luft aus einem Reservoir mit einer bestimmten Konzentration von Helium ein (Helium ist im Blut nicht löslich). Nach wenigen Atemzügen ist die Konzentration im Reservoir und in der Lunge gleich gross. Die Gesamtmenge Helium vor und nach dem Test ist gleich geblieben, da kein Helium verlorengegangen ist. Aus der Heliumkonzentration im Reservoir nach dem Test lässt sich auf einfache Weise das Volumen berechnen [6].

*Körperplethysmo-
graphie*
Bei der Körperplethysmographie wird die Patientin in eine luftdichte Kammer gesetzt. Sie führt am Ende einer normalen Exspiration eine Inspiration gegen ein geschlossenes Mundstück aus. Dadurch wird das Lungenvolumen ein wenig grösser, der Druck in der Lunge sinkt, der Druck in der Kammer steigt (weil das Volumen abnimmt). Da nach dem Gesetz von Boyle Druck × Volumen bei gleicher Temperatur konstant ist, kann die FRC aus den gemessenen Volumenveränderungen bestimmt werden. Die Werte der bodyplethysmographisch bestimmten FRC differieren von den mit Fremdgasmethoden eruierten Werten, weil bei bei der bodyplethysmographischen Messung auch die Luft erfasst wird, die in der Lunge gefangen ist.

Interpretation
▨ Die Vergrösserung des RV und der FRC deutet am ehesten auf eine *Überblähung der Lunge* (meist bei obstruktiven Erkrankungen, d.h. endobronchialer oder exobronchialer Obstruktion).

▨ Die Verminderung des RV bzw. der FRC findet sich nach *Lungenresektionen*, nach *operativen Eingriffen* am Thorax- und Bauchraum, bei *Pleuraschwarten* und *Pleuraergüssen*, bei *Atelektasen* sowie bei restriktiven Störungen des Lungenparenchyms, beispielsweise *Fibrosen*.

Die FRC ist nicht nur altersabhängig (sie nimmt mit dem Alter zu): Sie nimmt auch mit zunehmendem Gewicht oder bei flacher Rückenlage ab (dies wird uns in der Besprechung der postoperativen Risikofaktoren im Kapitel «Postoperative Atemphysiotherapie» noch beschäftigen).

Atemwegswiderstand

Der bronchiale Strömungswiderstand R_{aw} (Resistance) ist ein äusserst wichtiger, pathophysiologisch bedeutsamer Parameter. Als Resistance wird die Druckdifferenz bezeichnet, die notwendig wäre, um am Anfang

Ohm
und am Ende einer Röhre die gleiche Strömung zu erhalten. In Analogie zum Ohmschen Gesetz gilt

$$R_{aw} = \Delta P / \dot{V}$$

Der Volumendurchfluss $\dot{V}$ durch ein Rohr beträgt nach dem Gesetz von Hagen-Poiseuille

$$\dot{V} = \Delta P \pi r^4 / 8\eta l$$

mit $V/\Delta t$ = Volumendurchfluss in m^3/s, Δp = Druckdifferenz in Stromrichtung, r = Rohrradius, η = dynamische Viskosität, l = Rohrlänge.

Für R_{aw} ergibt sich daraus

$$R_{aw} = 8\eta l / \pi r^4 \approx 1/r^4$$

Raw

Der bronchiale Atemwegswiderstand setzt sich aus zwei Komponenten zusammen: Dem bei laminärem Flow entstehenden Widerstand und dem bei turbulentem Flow entstehenden Widerstand. Die Grenze zwischen den beiden Komponenten, der Punkt also, wo laminärer Flow in turbulenten übergeht, wird durch die Reynoldszahl beschrieben. Der Strömungswiderstand ist bei laminarem Flow proportional zur mittleren Strömungsgeschwindigkeit, bei turbulentem Flow ist er aber $\sim \bar{v}^2$. Bei turbulentem Flow ist der Widerstand also wesentlich grösser als bei laminarem Flow. In der Lunge herrscht vor allem in den zentralen Atemwegen ein turbulenter Flow, im distalen und peripheren Bereich ist die Strömung (sofern noch vorhanden) laminar.

laminar –
turbulent

Der Atemwegswiderstand ist also in erster Linie eine Funktion des Bronchialradius – bereits geringfügige Veränderungen des Bronchialradius (insbesondere der kleinen Bronchiolen) führen zu erheblichen Veränderungen. Der Atemwegswiderstand ändert sich physiologischerweise synchron mit der Atmung: Während der Einatmung nimmt er ab (der Radius der Bronchiolen nimmt zu), bei Ausatmung nimmt er zu. Diese Zunahme der Resistance bei verstärkter Exspiration wird durch eine zusätzliche endobronchiale oder exobronchiale Obstruktion zusätzlich ver-

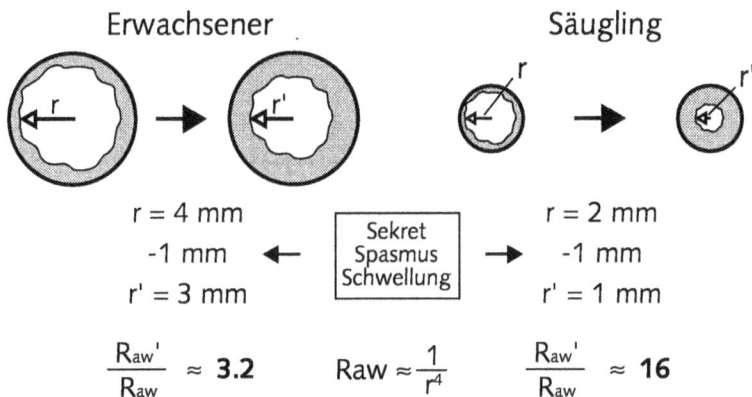

Abb. 6.1: Auswirkung einer endobronchialen Störung beim Erwachsenen und beim Säugling (Erklärung im Text)

stärkt. Sie wird aber auch bei der Besprechung der Folgen operativer Eingriffe im Thorax- und Bauchraum noch einmal zu besprechen sein. Die direkte Messung der Resistance erfolgt durch die Ganzkörperplethysmographie, die eine kontinuierliche Registrierung des Alveolardruckes zulässt. Der Flow wird dabei mit einem Pneumotachographen erfasst.

Säugling

Die starke Abhängigkeit des Atemwegswiderstands spielt in der pädiatrischen Pneumologie eine zentrale Rolle: Durch die ohnehin kleinen Bronchialdurchmesser kann bereits eine minime Verringerung der Bronchialdurchmesser, beispielsweise im Rahmen einer Bronchiolitis, verheerende Folgen haben. Die Lunge des Säuglings ist besonders gefährdet, weil die Schleimhaut relativ dicker als beim Erwachsenen ist und auch mehr Becherzellen besitzt. Schwillt beispielsweise die Mucosa an und reduziert den Bronchialradius mit dem zusätzlich gebildeten Sekret um 1 mm von 4 auf 3 mm beim Erwachsenen, so erhöht sich der Widerstand um das Dreifache. Beim Säugling hat dieselbe Schwellung aber (wegen des kleineren Radius) eine Erhöhung um das Sechzehnfache zur Folge (Abb. **6.1**)Dies erklärt unter anderem die hohe Sterblichkeit wegen pulmonalen Ursachen im ersten Lebensjahr.

Erstsekundenkapazität und Peak Flow

Mass für R_{aw}

Zur (quasi indirekten) Beurteilung des Atemwegwiderstands kann die Erstsekundenkapazität FEV_1 (Forced Expiratory Volume) gemessen werden. Das FEV_1 ist das bei maximaler Ausatmung aus voller Inspirationslage in einer Sekunde ausgeatmete Volumen. Die einfachste Messanordnung besteht in einem Glockenspirometer mit einer gleichmässig rotierenden Messtrommel. Atmet der Patient aus voller Inspirationslage maximal aus, so zeichnet der Schreibstift auf der Messtrommel das ausgeatmete Volumen pro Zeiteinheit auf. Abbildung **6.2** zeigt eine normale Aufzeichnung: Vom totalen Volumen von 5000 ml wurden 4000 ml in der ersten Sekunde ausgeatmet. Das FEV_1 beträgt also 4000 ml, die forcierte

Volumen-Zeit-
Diagramm

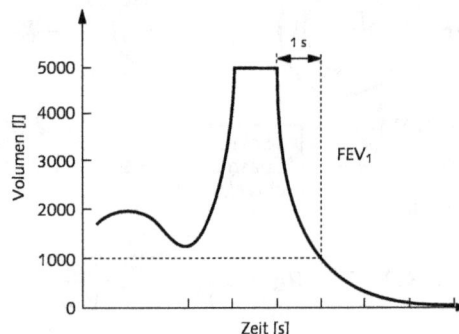

Abb. 6.2: Normales Volumen-Zeit-Spirogramm einer forcierten Exspiration

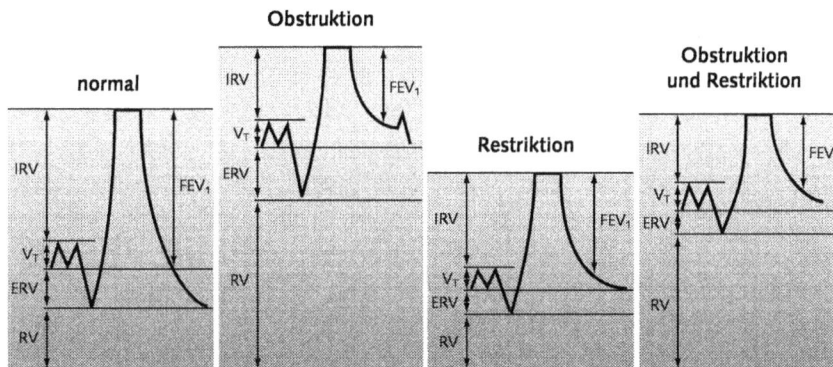

Abb. 6.3: Typische Befunde im Volumen-Zeit-Spirogramm: *Obstruktion*: RV und TLC vergrössert, IRV, VC und FEV$_1$ reduziert; *Restriktion*: Alle Volumina verkleinert, FEV$_1$/VC normal; *Obstruktion u. Restriktion*: RV vergrössert, alle andern Volumina reduziert

Vitalkapazität FVC (forced vital capacity) 5000 ml. Das (hier normale) Verhältnis zwischen FEV$_1$ und FVC beträgt also 80%. Das FEV$_1$ kann aber auch problemlos mit einem Pneumotachographen bestimmt werden.

In Abbildung **6.3** sind die Veränderungen der Volumen-Zeitkurve bei Obstruktion, bei Restriktion und bei kombinierter Obstruktion und Restriktion im Vergleich zur normalen Spirographie aufgezeichnet. Die chronische Obstruktion, die durch den erhöhten Atemwegswiderstand charakterisiert ist, führt zu einer verlängerten Ausatmungszeit bzw. zu einem Einschluss von Luft. In der ersten Sekunde wird entsprechend weniger Volumen ausgeatmet. Die Restriktion, hier geht – bei verkleinerter Vitalkapazität – mit einem normalen oder sogar verminderten Atemwegswiderstand einher, weil die Retraktionskräfte eher vergrössert sind. Entsprechend werden in der ersten Sekunde 90% der Vitalkapazität ausgeamtet. Ein typisches Beispiel einer kombinierten Störung wäre beispielsweise das Lungenemphysem, bei dem zwar das Residualvolumen vergrössert, alle andern Volumina aber reduziert sind.

Obstruktion = FEV$_1$↓

Restriktion = FEV$_1$/VC normal

Ein Mass für den Atemwegswiderstand liefert auch der Peak Flow PEF (maximale Ausatemstromstärke). Auch der PEF ist sehr stark von der Mitarbeit der Patientin abhängig, sowohl FEV$_1$ wie PEF weisen einen Variationskoeffizienten von über 10% auf [4]. Zur Peak-Flow-Messung wird eine forcierte Exspiration gegen eine mit einer Feder verbundene Scheibe innerhalb eines schmalen Kunststoffzylinders durchgeführt. Die Dehnung der Feder ist vom erreichten Peak-Flow abhängig. Der Peak-Flow ist klinisch von einiger Bedeutung, weil die Messung (nach eingehender Instruktion) auch durch den Patieten selbst erfolgen kann, womit eine gute Verlaufsbeurteilung möglich wird.

Peak Flow

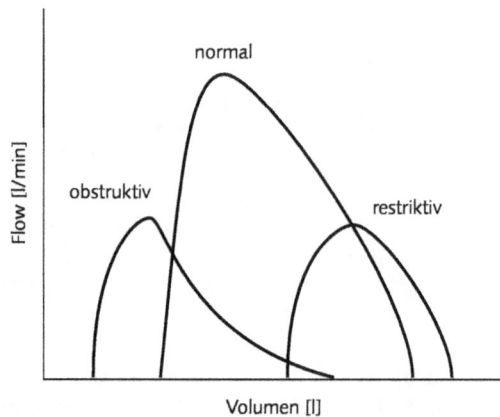

Abb. 6.4: Fluss-Volumen-Kurven

Flow-Volumen-
Diagramm

Tragen wir den exspiratorischen Flow über das ausgeatmete Volumen auf, so erhalten wir die exspiratorische Flow-Volumenkurve. In Abbildung **6.4** sind die normale Flow-Volumenkurve sowie wiederum die beiden Kurven für chronisch obstruktive bzw. restriktive Patientinnen aufgezeichnet. Die normale Kurve steigt relativ steil bis zum Maximalwert an und fällt anschliessend in einer leicht bogenförmigen Kurve bis auf Null ab. Betrachtet man eine Fluss-Volumenkurve einer obstruktiven Patientin etwas genauer (Abbildung **6.5**), so erkennt man, dass das wesentliche Merkmal die Konkavität ist. Eine normale Fluss-Volumenkurve ist leicht konvex, bei beginnender obstruktiver Störung wird vor die Kurve vor allem im endexspiratorischen Bereich konkav. Zur Erfassung auch leichter obstruktiver Störungen eignet sich das FEV_1 nicht, weil der Streuungsbereich recht gross ist. Gleiches gilt für den Peak-Flow (PEF). Zu diesem Zweck misst man heute eher den mittleren exspiratorischen Fluss

Obstruktion =
konkav

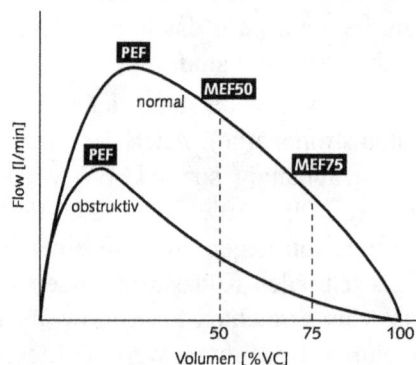

Abb. 6.5: Zusammenhang zwischen PEF und MEF75 bzw. MEF50

bei 50% der Vitalkapazität (MEF50) oder den Fluss, wenn noch 25%   MEF50
der VC in der Lunge verbleiben (MEF75). Diese Werte sind schon bei
leichter Obstruktion vermindert. In der Praxis können diese Werte aus
der Kurve am Spirometer abgelesen werden, meist werden sie durch das
Spirometer direkt berechnet.

Indikationen und Kontraindikationen

Die Spirometrie (bzw. Pneumotachographie) hat einige wichtige Indika-
tionen für den pneumologisch tätigen Physiotherapeuten. Zusammen mit
den rein klinischen Untersuchungsmethoden erlaubt es eine Bestätigung
der Einteilung in obstruktive oder restriktive Ventilationsstörungen. Sowohl postoperativ als auch beim restriktiven oder obstruktiven Patienten   Verlauf
ist die Spirometrie ein guter Verlaufsparameter.

Bei Patienten mit Ruhedyspnoe kommen in der Regel keine verwertbaren Befunde zustande. Auch massiver Dauerhusten oder eine ausge-   Husten
prägte zerebrale Krampfbereitschaft infolge von Hyperventilation sind
Kontraindikationen für die Spirometrie. Thoraxtraumen oder Schmerzen   Schmerzen
im Bereich von Thorax und Abdomen sind relative Kontraindikationen,
weil auch hier keine klaren Befunde zu erwarten sind (dies gilt insbesondere für die Messungen mit forcierter Exspiration).

Praktische Anwendung

Die praktische Anwendung der Spirometrie ist schwieriger, als es die An-
leitungen der in grosser Zahl verfügbaren kleinen bis grossen Spirometer

Herr M. tritt für eine elektive Magenoperation wegen Magen-Ca ins Spital
ein. Er wird von der Physiotherapeutin kurz untersucht und zeigt ausser
einer Nikotinanamnese, einem leicht verkleinerten FVC und einem stark
reduzierten FEV_1 (53% soll) keine anderen auffälligen Befunde. Der MEF50-
Wert von 47% /soll untermauert den FEV_1-Befund.

Die Physiotherapeutin stuft Herrn M. als Risikopatienten ein: Sie instru-
iert ihn wie üblich (siehe «postoperative Atemphysiotherapie») ergänzt ihre
Instruktion aber um den Gebrauch des Inhalationsgerätes und eines PEEP-
Systems.

Postoperativ kann Herr M. nur verzögert extubiert werden und benötigt intensivste Atemphysiotherapie. Die Inhalation erweist sich als wichtige
Unterstützung für ihn. Ein rigoroses Lagerungsmanagement (Herr M. hat
während der ersten 4 Tage kaum eine Zwerchfellbewegung links) mit Halb-
sitz und Seitenlage re in Kombination mit der optimalen Eigentherapie von
Herrn M. mit dem PEEP-System erlauben einen leicht verzögerten aber sonst
komplikationslosen Verlauf.

Klinische Anwendung 6.1: FEV_1 und MEF50 als Risikoindikatoren

Checkliste FVC-Manöver
Spirometer auf Funktion überprüfen
Test erklären
Instruktion des Tests und Demonstration
Korrekte Körperhaltung, Kopf gerade
Maximale Inspiration
Mundstück korrekt mit Mund umschliessen
Maximale Exspiration
Test ausführen
Körperhaltung kontrollieren
Nasenclip anbringen
Maximale Inspiration, rasch, nicht forciert
Mundstück mit Mund umschliessen
Maximale Exspiration sobald Mundstück im Mund
Eventuelle Fehler korrigieren
Testresultat auf Gültigkeit überprüfen
Test wiederholen bis zwei gültige Resultate

Tab. 6.1: Checkliste FVC-Manöver

vermuten lassen. Als guter Massstab dürften die Guidelines der American Thorax Society (ATS) dienen. Für die Ausführung eines FVC-Manövers gibt die ATS die in Tab. **6.1** aufgeführten Checkpunkte an.

Die praktische Ausführung der FEV_1-Messung ist vor allem bei Gebrauch eines modernen, elektronischen Turbinenspirometers nicht so einfach, wie es auf den ersten Blick scheinen mag. Die Problematik liegt darin, dass diese Spirometer bei der leichtesten Ausatmung mit der Messung beginnen, der Patient aber nicht selten eine inspiratorische Pause vor dem Atemstoss einschaltet, bei der teilweise bereits ein kleines Quantum Luft durch die Turbine strömt – und die Messung zu früh auslöst. Entscheidend für reproduzierbare und interpretierbare Resultate sind – neben der richtigen Ausührung – eine optimale Instruktion und eine verbal begleitende Motivation der Patienten, damit die Exspiration auch wirklich mit maximaler Stärke und bis zum Ende ausgeführt wird. Für eine gültige Spirometrie führt man mindestens zwei Messversuche durch. Sind die beiden Resultate in Form und Wert ähnlich, so wird das beste Resultat gewertet. Andernfalls wird ein weiterer Messversuch durchgeführt. Zur Schulung des Patienten können vorab noch Probeversuche absolviert werden.

Instruktion

Geschlecht	Normwert
Männer	>60 mmHg
Frauen	>45 mmHg

Tab. 6.2: Normwerte des Pi_{max}

Mundverschlussdruck

Ein für viele Physiotherapeuten unbekanntes Verfahren ist die Messung des Mundverschlussdrucks. Obwohl inzwischen einfache und handliche Geräte auf dem Markt sind (ca. CHF 1500.–), die eine einfache Beurteilung dieses Parameter erlauben, ist diese Messung kaum verbreitet.

Die Messung des Mundverschlussdrucks erlaubt eine Aussage über die Kapazität der Ventilationspumpe. Indiziert ist diese Messung folgedessen bei Störungen (neuro-) muskulärer Ursache oder bei Veränderungen des Brustkorbs. Gerade bei fortgeschrittenen chronisch obstruktiven Lungenerkrankungen dient sie aber auch der Verlaufsbeurteilung und der Risikoeinschätzung vor Operationen. Auf diesen Aspekt wird im Kapitel «postoperative Atemphysiotherapie» näher eingegangen.

Indikation

Praktisch wird der Patient angehalten, aus der Ruheatmung bis zum RV auszuatmen. Anschliessend soll er maximal einatmen. Dadurch wird für 1 s ein Ventil geschlossen, der maximale Druck wird aufgezeichnet (er wird nach ca. 0.5 s erreicht), und das Ventil öffnet sich. Insgesamt sollten etwa 6–8 Versuche durchgeführt werden, weil die intraindividuelle Variation 6–10% beträgt.

Oxymetrie

Die Oxymetrie bezeichnet die Messung der Sauerstoffsättigung, deren Wert zunehmend auch von Physiotherapeutinnen erkannt wird. Vorab einige Grundlagen zu Sauerstoffspannung und Sauerstoffsättigung.

Sauerstoffbindung

Der Transport von Sauerstoff im Blut geschieht auf zwei grundlegend verschiedene Arten: Zum einen wird Sauerstoff, abhängig vom Partialdruck, im Blut gelöst. Der Anteil an gelöstem Sauerstoff nimmt linear mit dem Partialdruck zu. Bei einem pO_2 von 100 mm Hg beträgt er 0.3 Vol%. Dies reicht bei weitem nicht aus, um den Sauerstoffbedarf des Körpers in Ruhe zu decken, der kardiale Output müsste um einen Faktor 20 grösser sein. Bei 2 Atmosphären Überdruck reinen Sauerstoffs beträgt der

physikalisch gelöst = 0.3 Vol%

Anteil an gelöstem Sauerstoff rund 6 Vol%. Unter diesen Bedingungen reicht der Gehalt an gelöstem Sauerstoff, um den Ruhebedarf zu decken. Allerdings ist dies nur in einer Überdruckkammer zu erreichen.

Bindung an Hämoglobin

Um die Transportkapazität des Blutes zu erhöhen, wird Sauerstoff an Hämoglobin gebunden. Hämoglobin, der rote Blutfarbstoff, besteht aus vier Proteinketten (Globin), von der jede eine Häm-Gruppe enthält. Häm ist ein Porphyrinring mit zweiwertigem Eisen. Der Sauerstoff lagert sich an das reduzierte Eisen, welches aber dadurch nicht oxydiert wird. Durch gewisse chemische Prozesse kann Eisen oxydiert werden, wodurch die Fähigkeit zur Sauerstoffbindung verloren geht. Der normale Hämoglobingehalt beträgt normalerweise 16 g/100 ml Blut mit einer Sauerstoffkapazität von 20 ml O_2. Das arterielle Blut enthält normalerweise beinahe 100% oxydiertes Hämoglobin, das venöse ungefähr 20-30% reduziertes Hämoglobin. Oxydiertes Hämoglobin ist hellrot, reduziertes Hämoglobin blaurot. Ein Anteil von 20-30% reduziertem Hämoglobin führt bei

Zyanose

normalem Hämoglobingehalt noch nicht zur Zyanose. Diese wird erst sichtbar, wenn (absolut) mehr als 5 g reduziertes Hämoglobin pro 100 ml Blut vorhanden sind. Ein Patient, der 20g% Hämoglobin hat, wird also schneller eine sichtbare Zyanose aufweisen (5g = Sättigung von 75%, als ein Patient mit einer Anämie, der nur 10g% Hämoglobin hat (5g = Sättigung von 50%).

Sauerstoffsättigung

Die Sauerstoffsättigung beschreibt den Anteil von mit O_2 gesättigtem Blut an der Gesamtkapazität. Eine Sauerstoffsättigung von 70% besagt also, dass 30% der Gesamtkapazität nicht mit O_2 gesättigt ist.

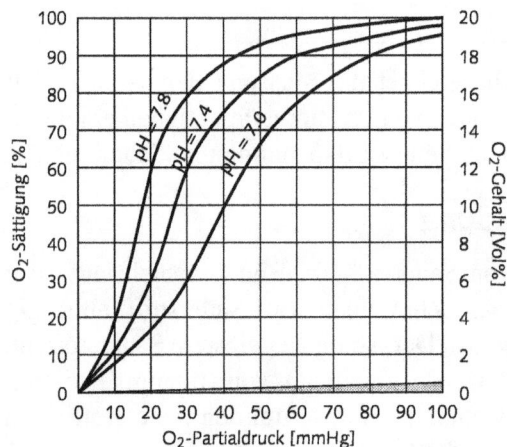

Abb. 6.6: O_2 -Dissoziationskurve bei verschiedenen pH-Werten

Der Zusammenhang zwischen O_2-Spannung, O_2-Sättigung und O_2-Gehalt wird mit der Sauerstoff-Dissoziationskurve beschrieben. Aus Abbildung **6.6** wird klar, dass die Beziehung zwischen O_2-Partialdruck und O_2-Sättigung nicht linear verläuft (im Gegensatz zur Beziehung zwischen O_2-Partialdruck und gelöstem O_2). Während die Kurve im Bereich zwischen 40 und 70% sehr steil verläuft, flacht sie mit zunehmendem pO_2 ab. Ein Abfall des pO_2 von 100 auf 80 mm Hg lässt die Sättigung nur minim von 97.5 auf 94.5% abfallen, die Messung ist in diesem Bereich wenig sensitiv. Im klinisch wichtigen Bereich der S_aO_2 zwischen 70–90% erlaubt die steiler verlaufende Dissoziationskurve aber zuverlässige Aussagen. Der Messfehler liegt oberhalb einer Sättigung von 65–75% bei 2–3%.

Sauerstoff-Dissoziationskurve

Die Sauerstoffsättigung hängt von verschiedenen Faktoren ab. Hypothermie und / oder Alkalose verschieben die Dissoziationskurve nach links, die O_2-Abgabe wird erschwert, die O_2-Aufnahme erleichtert (normal im kleinen Kreislauf). Hyperthermie und Azidose ergeben dagegen eine Rechtsverschiebung der Dissoziationskurve.

Faktoren

Fallstricke

Die Messung der Sauerstoffsättigung birgt immer gewisse Fehlerquellen in sich: ein verrutschter Sensor misst kaum richtige Werte, ein sich bewegender Patient, bemalte Fingernägel und ähnliches führen zu falschen Werten.

Auch bei der Interpretation der Sauerstoffsättigungwerte ist Vorsicht am Platz. Die Sättigung ist ein relativer Wert und sagt nichts über den effektiven Sauerstoffgehalt des Blutes aus. Ein Patient mit 16 g% Hb hat im Vergleich zu einem Patienten mit 8 g% Hb bei gleicher Sauerstoffsättigung einen doppelt so grossen Sauerstoffgehalt im Blut!. Mit der Oxymetrie kann also eine Hypoxämie aufgrund einer Anämie nicht festgestellt werden. Eine alveoläre Hypoventilation, die zu einer Abnahme des O_2-partialdrucks im Blut führt, kann aber gut verfolgt werden.

S_aO_2 = relativ

Eine Sättigung von 90% (entsprechend einem p_aO_2 von 65 mmHg) sollte während einer Behandlung sicherlich nicht unterschritten werden. Im Einzelfall muss mit dem behandelnden Arzt eine Limite festgelegt werden, unter die während (und nach) der Physiotherapie der Patient nicht abfallen sollte.

Limite

Zusammenfassend kann man postulieren, dass die Sauerstoffsättigung bei kritischen Patientinnen und bekanntem Hb eine gute Aussage über den Sauerstoffgehalt zulässt. Die Oxymetrie kann als guter Verlaufsparameter während der Therapie eingesetzt werden (beispielsweise während einer Reinigung des Bronchialbaums) und erlaubt der Physiotherapeutin zu entscheiden, wann eine Behandlung von Seiten der

Verlauf

O_2-versorgung her kritisch wird. Idealerweise wird man den Patienten nach Ende der Therapie noch für 10–15 Minuten weiterkontrollieren, weil der initiale Anstieg der Sättigung während der Therapie (bsp. bei Tiefatemübungen) wegen der Ermüdung nicht selten nach Ende der Therapie in einen Sättigungsabfall mündet.

LITERATURVERZEICHNIS

[1] J Lorenz. *Checkliste Pneumologie*. Georg Thieme Verlag, Stuttgart, 1998.

[2] H Matthys. *Pneumologie*. Springer, Berlin, 1988.

[3] J F Nunn. *Applied respiratory physiology*. Butterworth, London, 1987.

[4] W T Ulmer, G Reichel, D Nolte und M S Islam. *Die Lungenfunktion*. Georg Thieme, Stuttgart, 1991.

[5] J B West. *Respiratory Pathophysiology – the essentials*. Williams & Wilkins, Baltimore, 1990.

[6] J B West. *Respiratory Physiology – the essentials*. Williams & Wilkins, Baltimore, 1990.

Interpretation

Inhalt

Entscheiden

Hier muss nicht noch einmal der Entscheidungsprozess besprochen werden – dies ist im 1. Kapitel ausführlich geschehen. Vielmehr sollen dem Physiotherapeuten Entscheidungshilfen geboten werden, indem die wichtigsten Elemente aus der Anamnese und der klinischen Untersuchung wiederholt werden. Mit der Zeit wird jede Physiotherapeutin selbst einen solchen Raster von «Entscheidungsmustern» aufgebaut haben, mit deren Hilfe sie die täglich von neuem zu fällenden Entscheidungen bewältigen kann.

Drei Merkpunkte zur...

Inspektion

■ Der Brustkorb expandiert während der Einatmung. Dies hilft bei einseitigen Störungen, die betroffene Seite festzulegen.

■ Die Trachea ist wie ein Zeiger, der durch den intrapleuralen Druck beider Seiten normalerweise in der Mitte gehalten wird. Ein Verlust des (negativen) Druckes (Bsp. Pneumothorax, Pleuraerguss) drückt die Trachea auf die Gegenseite, Atelektasen ziehen die Trachea durch den Volumenverlust auf die betroffene Seite.

■ Die Atemfrequenz ist ein wichtiges Leitsymptom für die respiratorische Insuffizienz – «Pulsmessen», gleichzeitiges Bestimmen der Atemfrequenz und Beurteilung der Lokalisation der Atembewegung ergibt in kurzer Zeit viel Information.

Palpation

■ Die statische und dynamische Beurteilung des epigastrischen Winkels (bzw. des Hoover's Sign) erlaubt gleichzeitig eine klare Aussage über die Symmetrie der Bewegung (betroffene Seite bewegt weniger), den

Grad der Überblähung des Thorax und über die Funktionalität des Zwerchfells.

▓ Schmerzen weisen beinahe immer auf die äussere Mechanik hin. Palpierbare Schmerzen deuten auf Muskulatur, Knochen, Gelenke hin, nicht palpierbare Schmerzen auf alle übrigen Ursachen ...

▓ Solide Substanzen (Bsp. konsolidierte Lunge) leiten Vibrationen besser als luftgefüllte Körper (Bsp. normale Lunge). Der Stimmfremitus ist durch alles herabgesetzt, das die Hand akustisch isoliert (Bsp. Pleuraerguss, -schwarte).

Perkussion

▓ Eine Trommel klingt hohl, ein Oberschenkel dumpf. Die normale Lunge klingt resonant wie eine Trommel, die konsolidierte Lunge klingt dumpf wie ein Oberschenkel.

▓ Alle Verdichtungen (Pleuraergüsse etc.) ergeben dieselbe Dämpfung.

▓ Die Perkussion variiert zwischen Patienten stark (je nach Anteil Muskulatur und Fettgewebe ...) – deshalb: Seitenvergleich am Patienten, nicht Vergleich zwischen Patienten.

Auskultation

▓ Wenn das Radio leise gestellt oder ein Ohrenschutz angelegt wird, so kann man nichts von der laufenden Sendung hören: Die Obstruktion entspricht Ersterem, Pleurale Erkrankungen dem Zweiten – das Atemgeräusch ist abgeschwächt.

▓ Konsolidierte Lunge filtert die hohen Frequenzen nicht – Bronchialatmen, Bronchophonie, Egophonie.

▓ Rasselgeräusche können mit der Bewegungs- bzw. der Lageabhängigkeit differenziert werden – auch in Seitenlage kann (muss!) auskultiert werden ...

Spirometrie

▓ Eine gute Instruktion, eine optimale Motivation und Stimulation des Patienten führen zu verlässlichen Resultaten.

▓ Bei starkem Husten oder postoperativ sind forcierte Exspirationsmanöver nicht sinnvoll.

▓ Die S_aO_2 ist ein relativer Wert und sagt nichts über den absoluten O_2-Gehalt im Blut aus. Sie ist aber ein sehr guter Verlaufsparameter, vor allem bei kritischen Patienten. Die O_2-Dissoziationskurve verläuft s-förmig; sie verschiebt sich unter dem Einfluss von Temperatur und pH nach links oder rechts. Als «Merkpunkt»: $S_aO_2 = 90\% \rightarrow pO_2 = 65$ mmHg

Erkrankung	Inspektion	Palpation	Perkussion	Auskultation	Spirometrie
Asthma bronch. (im Anfall)	Orthopnoe, Atemhilfsmm. $\oplus$, AF $\uparrow$, Überblähung	Stimmfremitus $\downarrow$, epi-$\triangleleft$ $\uparrow$	hypersonor	Ag $\uparrow$, später $\downarrow$ Giemen bds.	FEV$_1$ $\downarrow$, PEF u. MEF50 $\downarrow$, pCO$_2\downarrow$
Pneumonie (Konsolidation)	Zyanose, Fieber, Tachypnoe	TB $\downarrow$ ipsilat., Stimmfremitus $\uparrow$	Dämpfung	früh Rg fein, dann BA, später Rg grob	VC $\downarrow$
Atelektase (Unterlappen)	TB $\downarrow$ ipsilat.	Stimmfremitus $\downarrow$, TB $\downarrow$ ipsilat., Trachea $\rightarrow$ ipsilat.	Dämpfung	Ag $\downarrow$	VC $\downarrow$
Lungenemphysem	Thorax in Insp.stellung, Trommelschlegelfinger	epi-$\triangleleft$ $\uparrow$, Hoover $\oplus$, Stimmfremitus $\downarrow$	hypersonor, Zwerchfell tief, ZFE $\downarrow$	Ag $\downarrow$, exspirat. kein Ag, Exspir. verlängert	FEV$_1$ u. FVC $\downarrow$, PEF u. MEF50 $\downarrow$, air trapping, TLC $\uparrow$
Pneumothorax	Dyspnoe, TB $\downarrow$ ipsilat.	TB $\downarrow$ ipsilat., Stimmfremitus $\downarrow$, Trachea $\rightarrow$ contralat.	hypersonor	kein Ag	VC $\downarrow$
Pleuraerguss	TB $\downarrow$ ipsilat.	Stimmfremitus $\downarrow$, TB $\downarrow$ ipsilat., Trachea $\rightarrow$ contralat.	Dämpfung	Ag $\downarrow$, Oberrand BA u. feine Rg	VC $\downarrow$
postoperativ hochabdominal	Atmung flach, Atembewegung bei Inzision $\downarrow$	Op-Seite TB $\downarrow$	Op-Seite ev. Dämpfung	Op-Seite Ag $\downarrow$, ev. Rg	VC $\downarrow$

AF Atemfrequenz; Ag Atemgeräusch; BA Bronchialatmen; epi-$\triangleleft$ epigastrischer Winkel; Rg Rasselgeräusch; TB Thoraxbewegung; ZFE Zwerchfellexkursion

Tab. 7.1: Typische Befunde wichtiger klinischer Muster

Geführte Ventilation und Lagerung

Inhalt

Einleitung

Atemwahrnehmung

Die geführte Ventilation, oft als Atemwahrnehmung apostrophiert, im englischen Sprachraum auch als V/Q-Matching bezeichnet, und die Lagerung bilden mit Recht zwei grundlegende Techniken der Atemphysiotherapie. Verschiedene andere Techniken (bsp. Reinigung des Bronchialbaumes, postoperative Therapie, etc.) basieren auf denselben, physiologisch bzw. pathophysiologisch begründeten Überlegungen. Die Vorstellungen allerdings, wie eine geführte Ventilation durchzuführen sei, welche Elemente darin enthalten sein müssen und welche kritischen Punkte beachtet werden müssen, divergieren sehr stark.

Ventilation?

Diskussionen unter Physiotherapeuten über atemphysiotherapeutische Probleme enden nicht selten in einer Kontroverse betreffend der Lokalisation der «besseren Ventilation». Eine Gruppe vertritt mit Vehemenz die Ansicht, dass die oben liegenden Lungenanteile gebläht seien, die andere Gruppe vertritt die Meinung, dass die Belüftung in den jeweils unten liegenden Lungenarealen (z. Bsp. in Seitenlage die auf dem Bett aufliegende Seite) grösser sei. Beide Ansichten sind (so formuliert) richtig. Dieses scheinbare Paradoxon beruht darauf, dass die eine Gruppe von der statischen Verteilung der Lungenvolumina, die andere von der dynamischen Verteilung der Gase spricht. Wer den grundlegenden Unterschied zwischen diesen (scheinbaren) Gegensätzen begriffen hat, wird keine Mü-

he haben, verschiedene atemphysiotherapeutische Techniken direkt aus
dieser Kenntnis heraus abzuleiten. Zu beachten ist allerdings, dass mit
Ventilation immer ein dynamischer Prozess gemeint ist.

Nicht in konsistenter Art und Weise auftretende Veränderungen dieser
physiologischen Muster bei bestimmten Pathologien komplizieren dabei
die Arbeit der Physiotherapie beträchtlich. Im folgenden soll deshalb versucht werden, die wichtigsten Elemente der statischen bzw. der dynami-   Übersicht
schen Gasverteilung in der menschlichen Lunge einander gegenüberzu-
stellen. Mit der Zusammenfassung der durch Lageveränderung des Körpers bedingten Volumenveränderungen (insbesondere der funktionellen
Residualkapazität) können anschliessend die daraus resultierenden Konsequenzen für die tägliche atemphysiotherapeutische Arbeit, insbesondere für die geführte Ventilation und die Lagerung, diskutiert werden.
Ebenso lässt sich daraus die später zu besprechende gezielte Reinigung
des Bronchialbaumes ableiten. Im vorliegenden Grundkurs werden vorerst die physiologische Gasverteilung näher betrachtet.

Statische Verteilung

Die Lunge unterliegt, ebenso wie der übrige Körper, den Gesetzen der   Schwerkraft
Schwerkraft. Während der Thorax in seiner Konfiguration durch die
Schwerkraft nur relativ geringfügige Änderungen erfährt, sind diese für
die Lunge und (indirekt) für das Zwerchfell bedeutend.

Federmodell

Die Lunge verhält sich wie eine sehr weiche Feder. Liegt sie ohne einwirkende Zugkraft auf einer Unterlage, so liegen die Spiralen direkt auf-
einander, ihr Abstand zueinander ist identisch. Dieser Zustand entspräche einer Lunge in vollkommener Deflation. Wird die Feder oben aufge-   Deflation
hängt, die Auflagefläche bis zu einem Punkt A nach unten bewegt und die

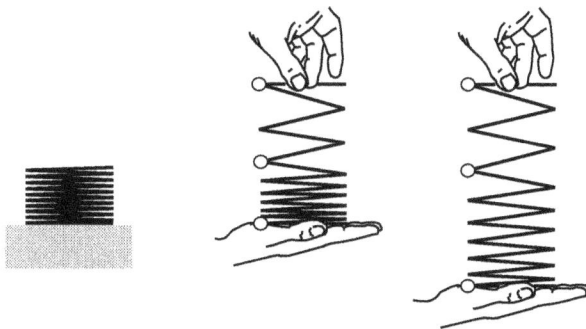

Abb. 8.1: Federmodell: Einfluss der Schwerkraft auf die Lunge

Distanz der Spiralen zueinander an diesem Punkt beobachtet, so ist die Dehnung der Feder in ihrem obersten Bereich am grössten, weil dort das Eigengewicht vieler Spiralen einen starken Zug nach unten ausübt. Im unteren Bereich der Feder ist die Dehnung verhältnismässig gering, die Spiralen liegen nahe beieinander, weil nur mehr wenige Spiralen einen Zug nach unten ausüben. Wird die Unterlage noch weiter nach unten bis zum Punkt B bewegt, so ist ohne weiteres ersichtlich, dass sich im oberen Bereich der Feder der Abstand der Spiralen kaum vergrössert, weil diese bereits am Ende ihrer Dehnbarkeit angelangt sind, während die unteren Spiralen noch deutlich auseinandergezogen werden.

Feder ≈ Lunge

Dieses Federmodell ist nun – innerhalb gewisser Grenzen – auf das Lungenparenchym übertragbar. Ein oben liegendes Lungenareal hat mehr Lungenparenchym unter sich (das durch sein Gewicht einen Zug nach unten ausübt) als unten liegende Areale. Oben und unten bezeichnen hier die tatsächliche räumliche Lokalisation, in Rückenlage also identisch mit ventral und dorsal, in aufrechter Stellung identisch mit kranial und kaudal. Der stärkere Zug in oben liegenden, der schwächere in den unten liegenden Lungenarealen hat zur Folge, dass einerseits ein Pleuradruckgradient von unten nach oben und ein umgekehrt verlaufender Gradient des alveolären Füllungsgrades von oben nach unten besteht.

Pleuradruckgradient

Zwischen Basis und Apex der Lunge beträgt der Pleuradruckgradient ca. 7 cm H_2O. Bei voller Inspiration (TLC) sind die Pleuradrücke sehr stark negativ (-40 cm H_2O oben bzw. -33 cm H_2O unten). Bei ruhiger Atmung liegt der Pleuradruck an der Basis knapp unter Null (-10 cm H_2O bzw. -2.5 cm H_2O), bei maximaler Deflation (RV) ist der Pleuradruck apikal noch negativ, basal aber bereits deutlich positiv (-4 cm H_2O bzw. +3.5

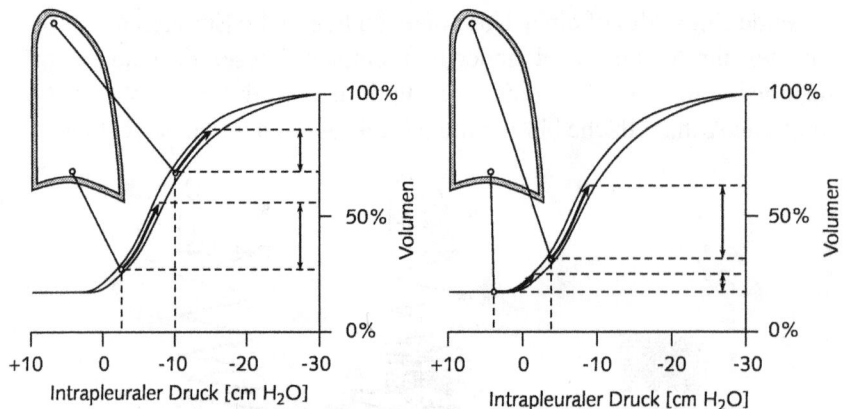

Abb. 8.2: Pleuradruckgradient und dadurch resultierende Compliance während ruhiger Atmung (links) und bei Atmung aus RV (rechts)

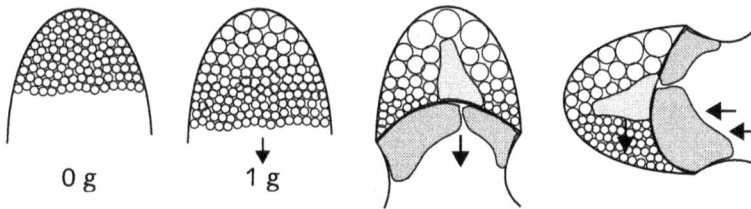

Abb. 8.3: Einfluss der Schwerkraft auf die Lunge[6]

cm H$_2$O)(Abbildung **8.2**). Dieser positive Druck in den unteren Lungenabschnitten ist der Grund für den Verschluss terminaler Luftwege bei zunehmender Deflation. Der kritische Punkt für diesen Verschluss liegt bei
rund 20% der TLC, im Alter und bei verschiedenen Lungenerkrankungen
steigt er an[12, 24]. Das dann noch in der Lunge verbleibende Verschlussvolumen und die Verschlusskapazität werden wir im Kapitel «Prae- und
postoperative Atemphysiotherapie» näher beleuchten.

*Verschlussvolu-
men*

Vom Modell zur Realität

Abbildung **8.4** zeigt regionale Lungenvolumina bzw. alveoläre Volumina
(je in % der totalen Lungenkapazität TLC) bei zunehmendem Abstand
von der Lungenspitze bei 8 Versuchspersonen[24]. Die regionalen Volumina
sind ebenfalls ein Ausdruck des relativen alveolären Volumens in dieser
Region, weil die Alveolen bei TLC wahrscheinlich alle einen ähnlichen
Füllungsgrad aufweisen[16]. Aus dem Diagramm kann abgelesen werden,
dass die apikalen Alveolen bzw. Lungenareale stärker gedehnt sind als
die basalen. Die Beziehung «Abstand von der Lungenspitze - Füllungsgrad» im Bereich der FRC verläuft annähernd linear. Die apikalen Alveolen sind in Ruhelage (Funktionelle Residualkapazität FRC) bereits zu
mehr als 70%, die basalen Alveolen erst zu 30-40% gefüllt. Die regionalen Volumina (FRCr, Residualvolumen RVr) sind in den oben liegenden,
unabhängigen Arealen (weil sie nicht durch den Einfluss der Schwerkraft komprimiert werden können) grösser als in den unten liegenden,
sogenannt abhängigen Lungengebieten. Für die regionale inspiratorische
Kapazität (ICr) und die regionale Vitalkapazität (VCr) gilt genau das Gegenteil.

*statische
Gasverteilung im
Sitz*

apikal gedehnt

abhängig

Bei kompletter Deflation, also bei RV, ist die Beziehung «Abstand
von der Lungenspitze - Füllungsgrad» nicht mehr linear. Erreicht ein regionales Lungenvolumen bei Ausatmung die untere Grenze von ca. 20%
der TLC, so findet bei weiterer Ausatmung nur mehr ein minimaler Volumenverlust statt. Der Verschluss terminaler Luftwege und die daraus
resultierende «Gefangennahme» der in den nachgeschalteten Alveolen
liegenden Luft (daher der Begriff *trapped air*) ist die wesentliche Ursache für diesen Umstand.

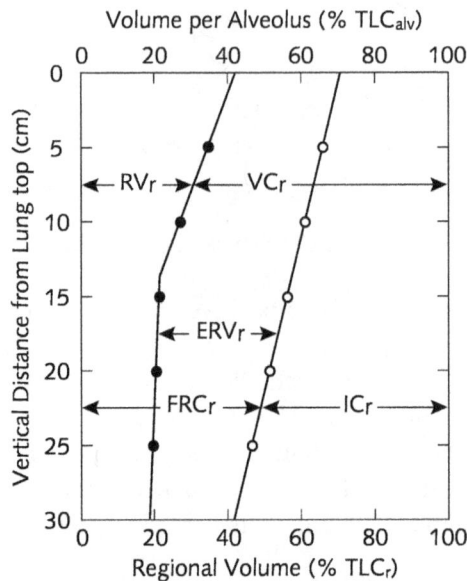

Abb. 8.4: Mittlere regionale Lungenvolumina bei 8 gesunden sitzenden Versuchspersonen (Alter 31-45) bei funkt. Residualkapazität (FRC) (leere Kreise) und bei Residualvolumen (RV) (gefüllte Kreise). RVr = regionales RV; VCr = regionale VC; ERVr = regionales ERV; FRCr = regionale FRC; ICr = regionale IC; TLCr = regionaleTLC; TLCalv = alveoläres Vol. bei TLC[15]

Kollateral-ventilation

 Durch die Kollateralventilation ist noch eine minimale zusätzliche Volumenabnahme möglich, sofern die Thoraxmechanik dies überhaupt noch zulässt und die Ausatmung entsprechend lange andauert: Es werden nie alle terminalen Luftwege verschlossen, so dass über die Kollateralventilation weiterhin, wenn auch in geringem Masse, Luft entweichen kann[10]. Derselbe Volumenverlust in den abhängigen Abschnitten zugunsten der unabhängigen Lungenabschnitte entsteht auch durch längeres Verharren in der Expirationsstellung. Als genügend lang müssen Zeiten im Bereich von 20–30 s angesehen werden [22]. Der Einfluss des Zeitfaktors ist eine mögliche Erklärung, warum einige Studien für die Beziehung «Abstand von der Lungenspitze – Füllungsgrad» bei RV eine lineare Beziehung gefunden haben. Die Daten in der ersten Abbildung wurden ohne Atempause erzielt, verschiedene andere Studien haben unterschiedlich lange Atempausen verwendet[14].

Seitenlage

Gradient in
Seitenlage

 Abbildung **8.5** zeigt, dass dieser schwerkraftbedingte Verteilungsgradient nicht nur in sitzender Ausgangsstellung, sondern auch in Seitenlage, Rückenlage und Bauchlage besteht[14]. Am ausgeprägtesten ist dieser vertikale Gradient in Seitenlage; in dieser Position vermindert sich der

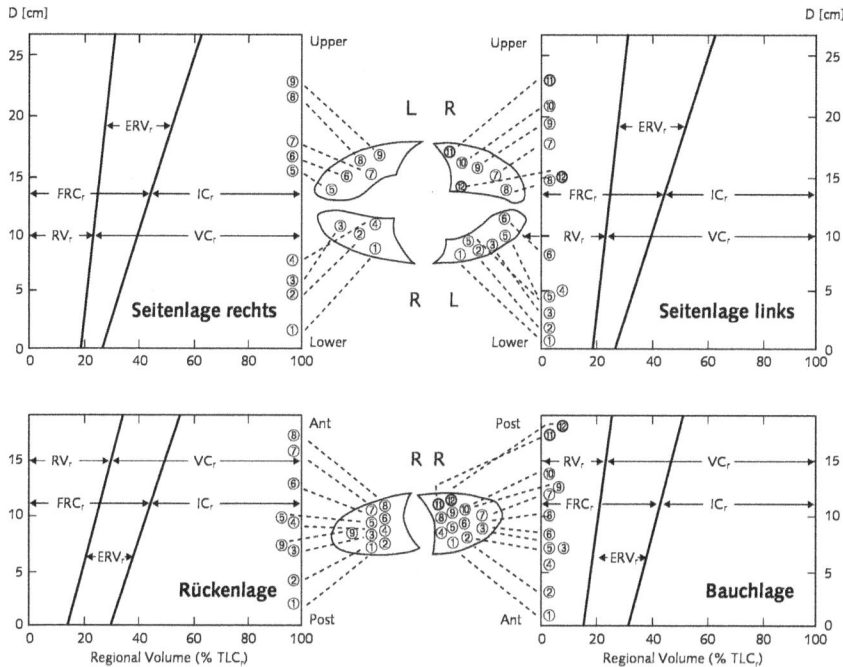

Abb. 8.5: Regionale Lungenvolumina bei einer Versuchsperson in rechter und linker Seitenlage, in Rückenlage und in Bauchlage bei FRC (jeweils rechte Linie) bzw. bei RV (jeweils linke Linie)[14]

pleurale Druck in der Nähe der Unterlage maximal durch den Druck des Abdomens, das sich wie ein mit Wasser gefüllter Ballon verhält und die untere Zwerchfellkuppel weit in den Thorax hinein presst, und durch das zusätzlich wirkende Eigengewicht des Mediastinums. Der positive Pleuradruckgradient von oben nach unten entlang einer vertikalen Achse beträgt ca. 0.2 cm H_2O pro cm[14]. Dieser vertikale Verteilungsgradient wurde in verschiedenen weiteren Studien nachgewiesen[2, 18, 25].

Die verhältnismässig grosse Beweglichkeit des Zwerchfells und die daraus resultierende starke Beeinflussung durch das Gewicht des Abdomens in liegenden Ausgangsstellungen wird in zwei spezifischen Situationen deutlich. Während der Anaesthesie mit kompletter Paralyse des Diaphragmas in Seitenlage ist der vertikale Gradient des (statischen) alveolären Füllungsgrades deutlich grösser als im Wachzustand[18]. Damit übereinstimmend wird der vertikale Gradient durch eine selektive Kontraktion der Interkostalmuskulatur in Seitenlage aufgehoben.[21]

Zusammenfassend kann gesagt werden, dass die statische Gasverteilung schwerkraftbedingt zustande kommt, einerseits durch das Eigengewicht der Lunge, die einen Pleuradruckgradienten zur Folge hat, anderer-

Schwerkraft

seits durch das Gewicht des Abdomens und des Mediastinums in liegenden Ausgangsstellungen. Während der vertikale Verteilungsgradient in erster Linie durch die Wirkung der Schwerkraft und das dadurch entstehende Pleuradruckgefälle entlang der vertikalen Achse zustande kommt, besteht in Rückenlage offenbar auch eine Differenz der regionalen Volumina zwischen Basis und Apex, die teilweise mit dem Vorliegen unterschiedlicher Zeitkonstanten t (t = Compliance × Widerstand) der verschiedenen Lungenregionen (langsame – schnelle Alveolen) begründet wird[25].

Lungenvolumina in verschiedenen Ausgangsstellungen

Die Lungenvolumina werden in den verschiedenen Körperstellungen einerseits durch die bereits oben erwähnte Beeinflussung des Diaphragmas durch das Abdomen, andererseits durch das Gewicht des Schultergürtels stark beeinflusst. Ursache der Veränderungen ist also auch hier die Schwerkraft. Während diese Veränderungen beim Gesunden keine Folgen haben, da er bei weitem genügend respiratorische Reserven hat, kann beim Lungenkranken bereits eine Lageveränderung in die respiratorische Insuffizienz führen. In Abbildung **8.6** ist der Zusammenhang zwischen der Körperstellung und der funktionellen Residualkapazität FRC dargestellt. Mit zunehmender Neigung der Unterlage bzw. mit zunehmendem Wechsel vom Stand in die liegende Position nimmt die FRC ab. Die Differenz zwischen Stand und Rückenlage beträgt für eine gesunde Person von ca. 170 cm Grösse immerhin knapp einen Liter[17]. Die totale Lungenkapazität (TLC) und das Residualvolumen (RV) bleiben dabei konstant.

Stand→Liegen = FRC↓

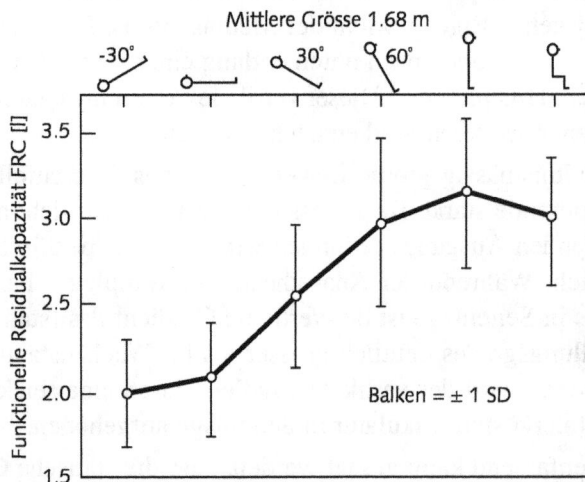

Abb. 8.6: Abhängigkeit der funktionellen Residualkapazität von der Körperstellung[17]

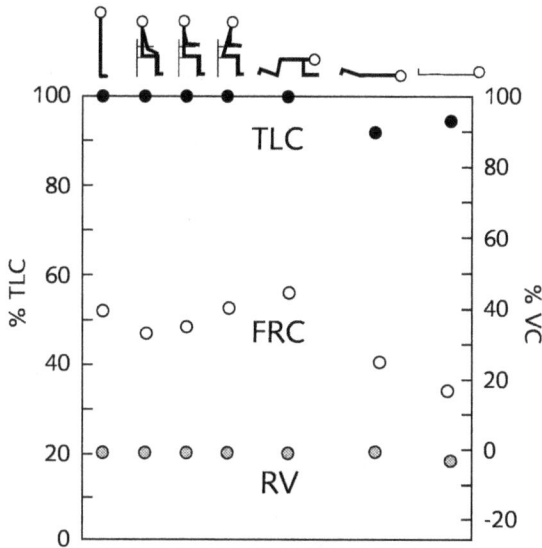

Abb. 8.7: Einfluss des Schultergürtels auf die funktionelle Residualkapazität[1]

Erstaunliche Differenzen bezüglich der Lungenblähung in Ruhe ergeben sich auch in sitzender bzw. in kniender Ausgangsstellung. Diese Veränderungen, die in Abbildung **8.7** gut zum Ausdruck kommen, basieren in erster Linie auf dem unterschiedlich stark wirkenden Gewicht des Schultergürtels. Durch nach vorne lehnen des Oberkörpers und aufstützen der Unterarme auf der Stuhllehne ergibt sich ein Volumengewinn von ca. 8% der Vitalkapazität[1]. Ehrenberg fand bei einem chronisch obstruktiven Patienten mit auf dem Kopf aufgelegten Unterarmen im Vergleich mit hängenden Armen ähnliche Werte[9]. Gewicht Schultergürtel

Therapeutisch sind diese Volumenveränderungen deshalb von so grosser Bedeutung, weil der Atemwegswiderstand eine Funktion des Lungenvolumens darstellt. Bereits die (physiologische) Verminderung der FRC beim Wechsel von der sitzenden in die liegende Ausgangsstellung vermag den Atemwegswiderstand zu verdoppeln[17]. $FRC\downarrow = R_{aw}\uparrow$

Dynamische Verteilung

Die dynamische Gasverteilung, wie sie im folgenden Abschnitt diskutiert wird, beschränkt sich auf eine sehr vereinfachte Unterteilung der Lunge und auf eine Beurteilung der interregionalen Verteilungsunterschiede in der Lunge. Die meisten Studien, auf die wir uns heute stützen können, wurden mit Hilfe von radioaktiv markierten Gasen durchgeführt, deren Aktivität mittels vier bis sechs Zählrohren abgeleitet wurde. Ein Messverfahren

durch eine entsprechende Messeinheit abgedeckter Lungenabschnitt enthält aber rund 2000 Acini, deren intraregionale Ventilationsunterschiede somit nicht erfasst werden [7].

Immerhin fördert auch diese grobe Unterteilung für die Physiotherapie bereits interessante und wichtige Aspekte zu Tage. Für die dynamische Verteilung eines eingeatmeten Gases muss prinzipiell von den im vorherigen Abschnitt beschriebenen Gesetzmässigkeiten der statischen Verteilung ausgegangen werden. Der (mengenmässig) grössere Anteil des eingeatmeten Gases wird in die Gebiete mit der grösseren inspiratorischen Kapazität gelangen, d.h. in die abhängigen, unten liegenden Lungenareale [7, 25].

Kapazität

Diese grundsätzliche Aussage muss aber in verschiedener Hinsicht relativiert werden. Die Verteilung der eingeatmeten Gase wird durch verschiedene Faktoren sehr stark beeinflusst: Durch den Verschluss terminaler Luftwege bei zunehmender Deflation (und damit auch durch das Alter), durch den bei Inspiration erzeugten Flow (abhängig somit auch von der Atemfrequenz), durch die Art der Einatmung (unterschiedliche Rekrutierung der Einatemmuskulatur bzw. assistierte Beatmung) und vor allem auch durch veränderte mechanische Verhältnisse bei Lungenerkrankungen.

Verschluss terminaler Luftwege

Einatmung < CC

Beginnt die Einatmung unterhalb der FRC und insbesondere im Bereich oder unterhalb der Closing Capacity (CC), so geht das zu Beginn eingeatmete Gas zuerst in die unabhängigen Lungenabschnitte. Abbildung **8.8** verdeutlicht diesen Aspekt: Auf der Ordinate ist jeweils das regionale Lungenvolumen in % TLCr, auf der Abszisse das gesamte Lungenvolumen in % TLC angegeben. Im Diagramm ist die Beziehung zwischen regionalem und gesamten Lungenvolumen für verschiedene horizontale Schnittebenen über der Lungenbasis mit dem jeweiligen Abstand in cm von der Lungenbasis aufgezeichnet. Bei symmetrischer, gleichmässiger Füllung aller Lungenabschnitte wäre für alle Regionen die gleiche Diagonale (dick ausgezogene Linie in der Mitte) zu erwarten. Oberhalb der FRC findet sich für alle Kurven ein linearer Verlauf – in diesem Bereich füllen sich alle Lungenareale gleichzeitig mit Gas, wenn auch der Volumengewinn unterschiedlich ist: Die abhängigen Areale erhalten relativ mehr Volumen als die unabhängigen (ausgedrückt durch die grössere Steigung unterhalb der Symmetrieebene). Im Abschnitt zwischen RV und FRC verlaufen die Kurven nicht mehr linear, die oberhalb der Symmetrieebene liegenden Kurven weisen eine sehr starke Steigung (entsprechend einer grossen Volumenzunahme) auf, die unterhalb der Symmetrieebene liegenden Kurven verlaufen beinahe horizontal (kleine Volumenzunah-

lineare Füllung

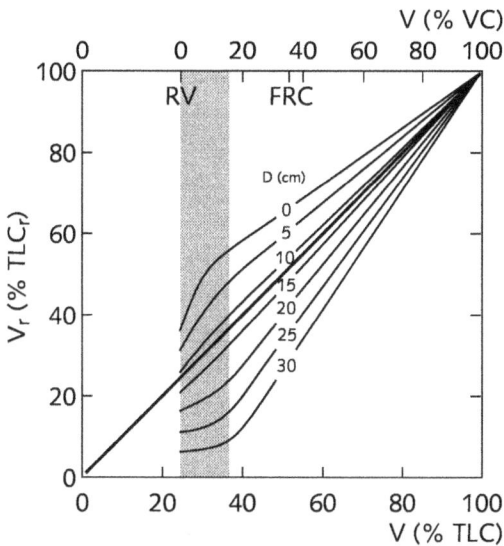

Abb. 8.8: Regionale Volumenzunahme: Ordinate: regionales Lungenvolumen (Vr) in % TLC; Abszisse: Gesamtlungenvolumen (V) in % TLC (unten) bzw. in % VC (oben); sitzende Ausgangsstellung. Der vertikale Abstand (D) von der Lungenspitze in cm ist in jede Kurve eingefügt. Erläuterung der Grafik im Text[16]

me). In diesem Bereich spricht man deshalb von einer sequentiellen Füllung der Lunge. Abhängige Lungenareale erhalten insgesamt ein grösseres Lungenvolumen, bei Einatmung vom RV aus geht aber das zu Beginn eingeatmete Gas vor allem in die unabhängigen, oben liegenden Lungenareale.

sequentielle Füllung

In Rückenlage besteht zusätzlich zum vertikalen auch ein ausgeprägter kranio-kaudaler Verteilungsgradient[11, 25]. Dieser Gradient wird bei Einatmung aus FRC wesentlich durch den Verschluss terminaler Luftwege in Zwerchfellnähe beeinflusst. Die dorsobasalen Lungenabschnitte werden in dieser Ausgangsstellung durch das Abdomen maximal komprimiert und erreichen bei Deflation als erste den kritischen Verschlussdruck, bei dem die terminalen Bronchiolen kollabieren. Bei ruhiger Einatmung gelangt die Luft vornehmlich in die apikalen Lungenabschnitte, die basalen werden erst bei der Wiedereröffnung der terminalen Luftwege wieder belüftet. In Abbildung **8.9** ist der Zusammenhang zwischen der Ventilationsverteilung und der Verschlusskapazität (CC) sehr schön zu sehen: ist die CC kleiner als die FRC, so ist der kranio-kaudale Gradient gering. Ist die CC aber grösser als die FRC, so werden in diesem Bereich die apikalen Abschnitte besser ventiliert, ab ca. 40% der VC gleichen sich die beiden Kurven wieder an. Übereinstimmend mit den altersabhängigen Veränderungen der CC ändert sich auch die Ventilationsverteilung:

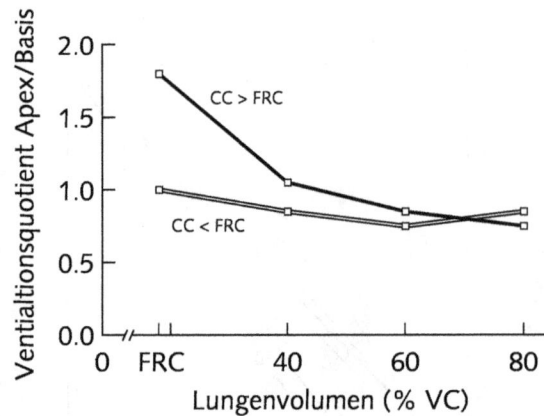

Abb. 8.9: Abhängigkeit der kranio-kaudalen Verteilung in Rückenlage bei 8 Versuchspersonen. CC<FRC: Verteilung ist volumenunabhängig. CC>FRC: Verteilung im Bereich der FRC kranial besser. CC = Verschlusskapazität; FRC = funktionelle Residualkapazität[11]

Bei Kindern wird die Verteilung mit zunehmendem Alter ausgeglichener, um ab ca. 20 Jahren wieder zunehmend unausgeglichener zu werden[1].

Flow

Ein wichtiger weiterer Faktor, der die dynamische Gasverteilung wesentlich beeinflusst, ist der Flow. Bei ruhiger Einatmung (unter 0.2 l/s) aus FRC wird die Gasverteilung vor allem von der regionalen Compliance bestimmt, die eingeatmete Luft gelangt entsprechend in die abhängigen Lungenareale, die im steilen Bereich der Compliance-Kurve liegen[3, 16, 19].

regionale
Compliance

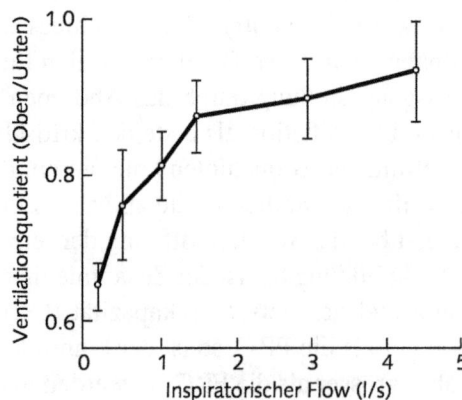

Abb. 8.10: Ventilationsquotient Apex/Basis pro Alveolus bei unterschiedlichen Flowraten bei Inspiration mit konstantem Flow aus FRC bei 7 sitzenden Versuchspersonen [3]

Wird der inspiratorische Flow erhöht, so bestimmt in zunehmendem Masse der Atemwegswiderstand die Verteilung, die Ventilation zwischen apikalen und basalen Lungengebieten wird ausgeglichener[13]. Ein Ausgleich findet auch bei Inspiration aus RV statt: Bei tiefem Flow zu Beginn der Einatmung werden die unabhängigen Lungenanteile besser belüftet, bis sich die terminalen Luftwege öffnen und die übliche Verteilung (unten besser, oben schlechter) gefunden wird. Bei hohem Flow öffnen sich die terminal verschlossenen Luftwege schneller, die Verteilung ist bereits zu Beginn relativ ausgeglichen und sie bleibt es auch im Verlauf der weiteren Inspiration, wie bereits oben besprochen.

Atemwegswiderstand

Ab Flowraten von mehr als ca. 2.5 l/s findet keine weitere Umverteilung mehr statt. Offenbar wird, um einen Flow von mindestens 2.5 l/s zu erzeugen, ein genügend negativer Pleuradruck erzeugt, um die Mehrzahl der terminalen, verschlossenen Luftwege wieder zu eröffnen.

kritischer Flow ≈ 2.5 l/s

Atemmuskulatur

Die unterschiedliche Rekrutierung verschiedener Atemmuskeln kann die normale Ventilationsverteilung völlig umkehren. Eine Schlüsselfunktion kommt dabei dem Zwerchfell zu, das – wenn aktiviert – den Thoraxraum von den Einflüssen der Abdominalblase zu isolieren vermag. Abbildung **8.11** zeigt die Umverteilung in der bereits früher besprochenen Darstellungsart, in der die regionalen Lungenvolumina in Funktion des Gesamtlungenvolumens dargestellt werden. Während einer natürlichen, ruhigen Einatmung aus FRC (unterbrochene Linien) ist die Ventilation in den unteren Lungenregionen deutlich grösser als in den oberen - ausgedrückt durch die grössere Steigung des entsprechenden Pfeiles. Der entsprechende Volumengewinn kann rechts als ΔV_U (obere Lungenareale) bzw. ΔV_L (untere Lungenareale) abgelesen werden. Bei interkostaler (sternaler) Einatmung, während der das Diaphragma möglichst entspannt bleibt, verhindert der abdominale Druck, der nun nicht durch die Zwerchfellaktivität «bekämpft» wird, eine gute Ventilation der abhängigen Lungengebiete – es kommt zur Umverteilung der Ventilation zugunsten der unabhängigen Lungenabschnitte (ausgezogene Linien) [4, 20].

Diaphragma

intercostal

Damit übereinstimmend fand Rehder bei anaesthesierten und relaxierten Versuchspersonen, die in Seitenlage mechanisch ventiliert wurden, dieselbe Umverteilung[18] mit einer vermehrten Ventilation der unabhängigen Lunenareale. Chevrolet konnte denselben Effekt mit IPPB-unterstützter Atmung in SL ebenfalls nachweisen[5]. Bei beiden Verfahren überträgt sich der Druck des Abdomens ungehindert auf den Thorax, weil das Zwerchfell überhaupt nicht oder nur zu Beginn der Einatmung aktiviert wird: Es kommt zur Kompression der abhängigen Lungenareale.

Beatmung ≈ Umverteilung

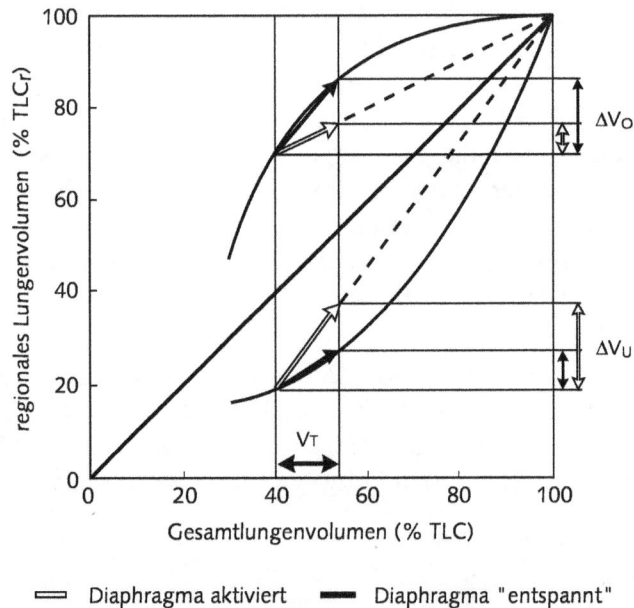

Abb. 8.11: Verteilung und Einsatz der Atemmuskulatur: Regionale Volumenzunahme der oberen (ΔV_O) und unteren (ΔV_U) Lungenregionen in Funktion des gesamten Lungenvolumens in Seitenlage. Bei normaler Einatmung ist ΔV_U > ΔV_O (unterbrochene Linien), bei intercostaler Einatmung ist ΔV_U < ΔV_O (ausgezogene Linien). VT = Tidalvolumen[13]

Lagerung als therapeutisches Grundprinzip

Die bisher gemachten Aussagen und weitere Grundlagen der Lagerung können ungefähr folgendermassen zusammengefasst bzw. in ein therapeutisches Prinzip umgesetzt werden:

unabhängig = $\dot{V}\downarrow$ ▓ Oben liegende, unabhängige Lungenareale (oben-unten im Gravitationssystem) sind in der Regel stärker gebläht als unten liegende. Sie erhalten einen kleineren Anteil am Atemminutenvolumen, ihre Ventilation und ihre Perfusion ist kleiner.

Schultergürtel ▓ Dieser Effekt kann durch Abnahme des expiratorisch wirkenden Gewichtes des Schultergürtels (bsp. über Kopf legen der Arme) noch verstärkt werden.

Drehdehnlage ▓ Die Drehdehnlage (Kombination aus Seitenlage, Rumpfrotation und Armhochhalte) führt zur Fixation des oben liegenden Lungenabschnittes in der Inspirationsstellung.

▓ Zu dehnende Lungenareale müssen möglichst hoch gelagert werden.

■ Soll ein Gebiet verstärkt ventiliert und bewegt werden (bsp. maximale Bronchialkaliberschwankung zur Sekretmobilisation), so muss es abhängig (also unten) gelagert werden – sofern das Diaphragma aktiviert werden kann! Diese Überlegung wird bei allen Techniken zur Reinigung des Bronchialbaumes von grosser Bedeutung sein.

■ Patienten mit erhöhtem Atemwegswiderstand kann durch eine volumenvergrössernde Ausgangsstellung die Atemarbeit erleichtert werden. Als Beispiel sei der Sitz mit aufgestützten Ellenbogen genannt (üblicherweise als Kutschersitz bezeichnet).

Atemwegswiderstand

Diese Grundprinzipien bilden die Basis für eine gute und gezielte Atemphysiotherapie, insbesondere auch für eine gute Reinigung des Bronchialbaumes. Moderne Techniken der Sekretmobilisation, mit denen gezielt einzelne Etagen des Bronchialbaumes behandelt werden können, basieren im Wesentlichen auf diesen Überlegungen.

In diesem Zusammenhang muss darauf hingewiesen werden, dass eine gute Lagerung möglicherweise jede weitere Therapie ersetzen kann – beispielsweise bei global insuffizienten Patienten, bei denen bereits eine kleine Belastung zu einer Verschlechterung der Gesamtsituation führen würde.

Geführte Ventilation

Die Atmung läuft während dem grössten Teil unseres Lebens spontan, ohne willkürliche Kontrolle ab. Änderungen des Atemmusters geschehen in der Regel durch Korrekturen, die vom Atemzentrum ausgehen, oder durch Störfaktoren im System (beispielsweise eine Laparatomie). Werden die Atembewegungen willkürlich verändert, so besteht die Gefahr, dass die resultierende muskuläre Aktivität unökonomisch wird: Ziel der geführten Ventilation ist es deshalb, den Patienten seine Atmung in einem ersten Schritt wahrnehmen zu lassen und die so erfassten Bewegungen in einem zweiten Schritt verstärkt ausführen zu lassen. In der Fachliteratur wird für das Wahrnehmen bzw. Beeinflussen dieser Bewegungen der Begriff der sensomotorischen Fertigkeit gebraucht. Er bringt zum Ausdruck, dass diese Fertigkeit sowohl eine sensorische als auch eine motorische Komponente umfasst.

Atemmuster

Ökonomie

Die «richtige» Atemtechnik, die oft von Patienten, aber auch von Ärzten gefordert wird, ist ein Phantom: Es gibt keine allgemeingültige ideale Atemtechnik. Die Atemtechnik hat sich nach den Möglichkeiten der Patientin zu richten. Es ist immer ein Risiko, einer Patientin mit einer chronisch obstruktiven Lungenkrankheit, die bereits zur Insuffizienz geführt hat, eine andere Atemtechnik angewöhnen zu wollen, weil diese Patientinnen meist in einem labilen Gleichgewicht zwischen möglichst ökonomischer Atemarbeit und möglichst guter Oxygenation sind. Sehr

«richtige» Atmung

oft wird eine gut gemeinte «Atemwahrnehmung» mit dem Ziel der «richtigen» Atmung im Hinterkopf zu einer verstärkten Atemarbeit und zu einer Verschlechterung der Situation führen. Diese Art der Therapie sollte, falls angewandt, immer mit dem Oxymeter kontrolliert werden (und dies nicht nur während sondern auch noch 20–30 Minuten nach der Therapie).

Normale Atembewegungen

sternal

costo-lateral

Die Atembewegungen können grundsätzlich in solche sternalen (thorakalen) und in solche costo-lateralen (-abdominalen) Charakters unterteilt werden. Während die Bewegung des Abdomens nach vorne im Verlaufe der Einatmung durch das Zwerchfell zustande kommt, das den Bauchinhalt verdrängt, ist die Bewegung der Rippen durch die Stellung der Rippenwirbelgelenke festgelegt: Die beinahe frontal verlaufende Achse der oberen Rippenwirbelgelenke führt zu einer beinahe ausschliesslichen Vergrösserung des antero-posterioren Thoraxdurchmessers. Die unteren Rippen, deren Achse ca. um 45° gedreht ist, führen hingegen eine Kombinationsbewegung nach lateral und nach anterior aus[8, 23].

Während die sternale Atembewegung in erster Linie von der inspiratorischen Thoraxmuskulatur und der Atemhilfsmuskulatur bewerkstelligt wird, basiert die costo-laterale Atembewegung auf dem richtigen Zusammenspiel von Thoraxmuskulatur, Zwerchfell und Bauchmuskulatur. Das Zwerchfell, das wie ein Gewölbe an den Rippenbögen verankert

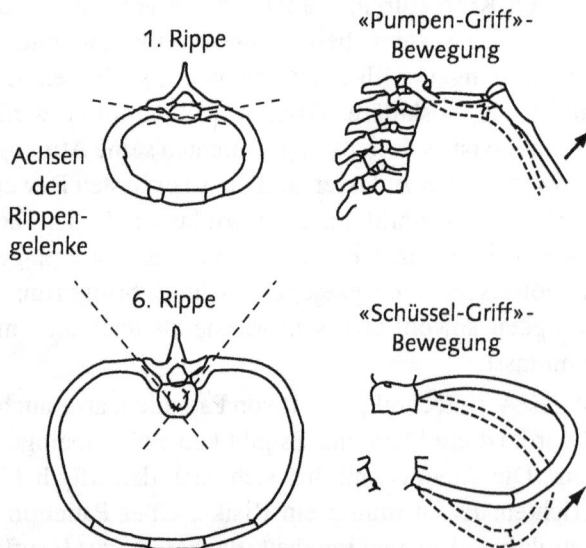

Abb. 8.12: Atembewegungen: Achsen der Rippenwirbelgelenke der 1. und 6. Rippe und daraus resultierende Bewegung (Pump-Handle = Pumpengriff; Bucket-Handle = Schüsselgriff) [8]

ist und den Bauchinhalt nach kaudal und nach vorne wegschiebt, vermag die unteren Rippen auch zur Seite zu heben, sobald der Bauchinhalt durch den Tonus der Bauchmuskulatur (oder das Gewicht der Bauchblase in Rückenlage) nicht mehr weiter verdrängt werden kann und es damit zu einer Umkehr von Punktum fixum und Punktum mobile kommt. Voraussetzung dafür ist, dass die Kuppelform des Diaphragmas erhalten ist, andernfalls (bsp. beim Emphysematiker) kommt es zum sogenannten Zwerchfell-Thoraxwand-Antagonismus, auch als Hoover'sches Zeichen bekannt: Der Vektor des Zwerchfells zieht unterhalb der Drehachse des Rippenwirbelgelenkes durch, es kommt durch die Abflachung des Zwerchfells zur Senkung der Rippen.

Nach Ehrenberg soll in erster Linie die costo-abdominale Komponente der Atembewegung mit ihren Teilaspekten ventral, lateral, lumbodorsal und kaudal erarbeitet werden [9]. Meines Erachtens ist es völlig ausreichend, die costo-laterale Atmung als Basisbewegung des Diaphragmas zu betrachten. Dessen ungeachtet bleibt die Art der Lernüberbertragung auf den Patienten als Grundtechnik erhalten.

Erlernen der geführten Ventilation

Der Patient, der eine Bewegung zu beobachten lernt, die er unwillkürlich, unkontrolliert ausführt, muss zuerst die wichtigsten Elemente der Bewegung kennenlernen. Als Vorbereitung dazu muss er motiviert sein, sich mit seiner Atmung auseinanderzusetzen. Des weiteren muss er die Bedeutung der Begriffe bzw. der Handlungen des Behandlers verstehen. Eine Vorinformation wird also der eigentlichen Behandlung vorausgehen, in der die notwendigen Begriffe geklärt werden.   Information

Zur Lernübertragung können einerseits visuelle Informationen (Vorführen von Bewegungsabläufen, Zeichnungen) verwendet werden. Zur Erleichterung kann ein Bewegungsablauf in einzelne Sequenzen unterteilt werden, die dann langsam vorgemacht werden können. Das Verharren an den Sequenzendstellen (Standbilddemonstration) ermöglicht dem Patienten, Änderungen der Bewegungen leichter zu erkennen.   visuell

Die Verwendung von taktilen Informationen (bsp. über das Auflegen der Hand) erleichtert die Bewegungsaufnahme sehr stark. In der Regel wird ein leichter Führungswiderstand gegeben, der die Richtung der Bewegung vorgibt.   taktil

Mit sogenannten Basaltexten (verbalen Informationen) schliesslich können die Bewegungsabläufe geführt werden. Wichtig ist dabei, dass klare Bewegungsziele angegeben werden. Sagt man dem ungeübten Patienten, er solle tiefer einatmen, so wird er unwillkürlich verstärkt sternal atmen, ein Atemmuster, das von uns möglicherweise nicht gewünscht wurde. Durch reine Beobachtung äusserer Punkte («Bewegt sich mein   verbal

Bauch» – «Mache diese Bewegung grösser») kann eine Bewegungssequenz meist ohne Fehler rasch übertragen werden.

Basaltext

Die folgenden Basaltexte können einen Einstieg in eine gut geführte Ventilation ergeben. Ziel der Therapeutin muss es sein, die Behandlungssequenz dem Patienten anzupassen: ist er ruhig, aufgeregt, wie ist sein Körpergefühl. Möglicherweise geschieht der Einstieg besser über eine allgemeine Körperwahrnehmung, etc.

Basaltext Nasenatmung

- Spüre ich die Ein- und Ausatemluft im Rachen?

- Spüre ich einen Unterschied zwischen Ein- und Ausatmung?

- Spüre ich eine Differenz zwischen Mund- und Nasenatmung?

Basaltext abdominale Atmung

- Spüre ich die Hand warm oder kalt?

- Bewegt sich mein Bauch auf und ab (nach vorne und zurück)?

- Machen Sie die Bewegung jetzt grösser!

Basaltext costolaterale Atmung

- Spüre ich die Hand warm oder kalt?

- Bewegen sich meine Rippen nach aussen-oben und zurück und der Bauch gleichzeitig nach vorne?

- Machen Sie die Bewegung jetzt grösser!

Diese Basaltexte sollen ausdrücklich nicht als «Norm» verstanden werden. Sie sollen der jeweiligen Situation angepasst werden und in erster Linie als «Leitidee» dienen.

LITERATURVERZEICHNIS

[1] E Agostoni und RE Hyatt. *Handbook of Physiology: The Respiratory System. Mechanics of Breathing, Vol III*, Kapitel: Static behavior of the respiratory system. American Physiological Society, 1986.

[2] NR Amis, HA Jones und JMB Hughes. Effect of posture on interregional distribution of pulmonary ventilation in man. *Respir Physiol*, 56:145–167, 1984.

[3] B Bake, L Wood, B Murphy, PT Macklem und J Milic-Emili. Effect of inspiratory flow rate on regional distribution of inspired gas. *J Appl Physiol*, 37:8–17, 1974.

[4] JC Chevrolet, J Emrich, RR Martin und LA Engel. Voluntary changes in ventilation distribution in the lateral posture. *Respir Physiol*, 38:313–323, 1979.

[5] JC Chevrolet, JG Martin, R Flood, RR Martin und LA Engel. Topographical ventilation and perfusion distribution during IPPB in the lateral posture. *Am Rev Respir Dis*, 118:847–854, 1978.

[6] TJH Clark. *Clinical Investigation of Respiratory Disease*. Chapman and Hall, 1981.

[7]   ABH Crawford, M Paiva und LA Engel. *THE LUNG: Scientific Foundations*, Kapitel: Uneven Ventilation, Seiten 1031–1041. Raven Press, New York, 1991.

[8]   A de Troyer und S H Loring. *Handbook of Physiology: The Respiratory System. Mechanics of Breathing*, volume 3, Kapitel: Action of the respiratory muscles, Seiten 443–. American Physiological Society, Bethesda, 1986.

[9]   H Ehrenberg. Einführung in neuere Lern- und Übungsmethoden für Bewegungen und ihre Anwendung in der krankengymnastischen Atemtherapie. *Bericht über die Tätigkeit der Arbeitsgemeinschaft in den Jahren 1972-1974*, Seiten 6–15, 1975.

[10] L A Engel, A Grassino und N R Anthonisen. Demonstration of airway closure in man. *J Appl Physiol*, 38:1117–1125, 1975.

[11] L A Engel und C Prefaut. Cranio-caudal distribution of inspired gas and perfusion in man. *Respir Physiol*, 45:43–53, 1981.

[12] J Holland, J Milic-Emili, P T Macklem und D V Bates. Regional distribution of pulmonary ventilation and perfusion in elderly subjects. *J Clin Invest*, 47:81–92, 1968.

[13] R L Jones, T R Overton und B J Sproule. Frequency dependence of ventilation distribution in normal and obstructed lungs. *J Appl Physiol*, 42:548–553, 1977.

[14] K Kaneko, J Milic-Emili, M B Dolovich, A Dowson und D V Bates. Regional distribution of ventilation and perfusion as a function of body position. *J Appl Physiol*, 21:767–777, 1966.

[15] J Milic-Emili. *Handbook of physiology: mechanics of breathing*, volume 2, Kapitel: Static distribution of lung volumes, Seiten 561–574. American Physiologic Society, Bethesda, 1986.

[16] J Milic-Emili, J A M Henderson, M B Dolovich, D Trop und K Kaneko. Regional distribution of inspired gas in the lung. *J Appl Physiol*, 21:749–759, 1966.

[17] J F Nunn. *Applied respiratory physiology*. Butterworth, London, 1987.

[18] K Rehder, A D Sessler und J R Rodarte. Regional intrapulmonary gas distribution in awake and anesthetized-paralyzed man. *J Appl Physiol*, 42:391–402, 1977.

[19] P C Robertson, N R Anthonisen und D Ross. Effect of inspiratory flow rate on regional distribution of inspired gas. *J Appl Physiol*, 26:438–443, 1969.

[20] C S Roussos, M Fixley, J Genest, M Cosio, S Kelly, R R Martin und L A Engel. Voluntary factors influencing the distribution of inspired gas. *Am Rev Resp Dis*, 116:457–467, 1977.

[21] C S Roussos, R R Martin und L A Engel. Diaphragmatic contraction and the gradient of alveolar expansion in the lateral posture. *J Appl Physiol*, 43:32–38, 1977.

[22] F Ruff, R R Martin und J Milic-Emili. Previous volume history of the lung and regional distribution of residual volume. *J Appl Physiol*, 51:313–320, 1981.

[23] M Schäfer. *Atmungsapparat. Skriptum für die Schule für Physiotherapie Inselspital Bern*. Anatomisches Institut der Universität Bern, Bern, 1992.

[24] P W Sutherland, T Katsura und J Milic-Emili. Previous volume history of the lung and regional distribution of gas. *J Appl Physiol*, 25:566–574, 1968.

[25] G Sybrecht, L Landau, B G Murphy, L A Engel, R R Martin und P T Macklem. Influence of posture on flow dependence of distribution of inhaled 133Xe boli. *J Appl Physiol*, 41:489–496, 1976.

Prae- und postoperative Atemphysiotherapie

Inhalt

Der postoperative Einsatz der Atemphysiotherapie ist sowohl kaum bestritten als wahrscheinlich auch deren häufigste Anwendung. Vor der Besprechung der prae- und postoperativen Physiotherapie werden zuerst die Konsequenzen der Anaesthesie auf die Atmung und die Veränderungen des Atemmusters durch die Operation sowie die dazu notwendigen physiologischen bzw. pathophysiologischen Grundlagen besprochen.

Respiratorische Aspekte operativer Eingriffe

Funktionelle Residualkapazität

Wie bereits im vorhergehenden Kapitel erläutert, ist die funktionelle Residualkapazität FRC (das Lungenvolumen des thorako-pulmonalen Systems in Ruhestellung) physiologischerweise einerseits von Geschlecht,

Grösse und Alter abhängig, andererseits aber beeinflussen auch der Tonus des Diaphragmas, die Körperstellung und verschiedene Lungenerkrankungen die FRC sehr stark. Der Zusammenhang zwischen Körpergrösse und FRC ist mehr oder weniger linear, Männer haben bei gleicher
Körpergrösse eine um ca. 10% grössere FRC als Frauen [32].

Die Körperstellung hat einen wesentlichen Einfluss auf die FRC. Es   Körperstellung
sei hierbei auf das vorherige Kapitel verwiesen. Man erinnere sich daran, dass der Wechsel vom Stand in die Rückenlage eine Verminderung
der FRC um ca. 800 ml nach sich zieht (bezogen auf eine Körpergrösse
von ca. 170 cm). Der stärkste Volumenverlust findet sich zwischen 60°
sitzender und liegender Stellung [32].

Der Einfluss des Zwerchfelltonus ist von entscheidender Bedeutung.   Zwerchfelltonus
Das Zwerchfell weist auch endexpiratorisch noch einen starken Tonus
auf, der vor allem in Rückenlage das Hochtreten der Viscera in die Thoraxhöhle verhindert. Das Wegfallen dieses Tonus, beispielsweise durch
die Anaesthesie, führt zu einer sofortigen Verminderung der FRC um ca.
400 ml. Bei Einleitung der Narkose fällt die FRC um ca. 15–20% ab (jeweils in liegender Stellung gemessen). Diese Verminderung nimmt während der anschliessenden Narkosedauer nicht mehr zu, bleibt aber auch
nach Beendigung der Narkose noch über Stunden (bei tiefen Bauchoperationen) oder sogar bis Tage (bei hohen Bauch- bzw. bei Thoraxoperationen) bestehen [32, 38, 47].

In Abbildung **9.1** ist das Höhertreten des Zwerchfells im Seitenbild
deutlich zu sehen. Aus der Abbildung wird klar, dass, solange der Patient
spontan atmet, die Zwerchfellexkursion in den unteren (der Unterlage na-
hen) Lungenarealen gross ist; bei Einleiten der Narkose (mittleres Bild,
der Patient atmet immer noch spontan) tritt das Zwerchfell bereits höher
in die Thoraxhöhle. Sobald der Patient relaxiert wird und auf mechanische Beatmung gewechselt wird, findet zusätzlich eine Umverteilung
der Ventilation zugunsten der oben liegenden Lungengebiete statt, die
Bewegung des Diaphragmas ist oben grösser als unten[15]. Die Verminderung der FRC durch die Anaesthesie hat aus lungenphysiologischer
Sicht bedeutsame Konsequenzen, die auch entsprechende therapeutische

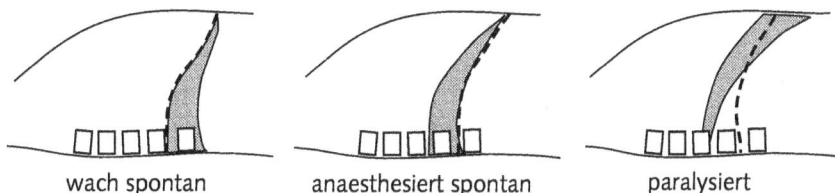

wach spontan   anaesthesiert spontan   paralysiert

Abb. 9.1: Einfluss der Narkose auf den Tonus des Diaphragmas [15]

Massnahmen nach sich ziehen. Zum besseren Verständnis seien einige Aspekte kurz erläutert, bevor jeweils physiologische und entsprechende atemphysiotherapeutische Konsequenzen diskutiert werden.

Verschlussvolumen und Verschlusskapazität

Zur Erläuterung des Verschlussvolumens und der Verschlusskapazität kann wiederum auf die Kenntnisse aus dem vorangegangenen Abschnitt verwiesen werden. Man erinnere sich, dass die Alveolen und Luftwege der jeweils (schwerkraftmässig) unten liegenden Lungenabschnitte immer kleiner sind, ausser bei maximaler Inflation (totale Lungenkapazität TLC), weil an den oben liegenden Lungenarealen vergleichsweise mehr Lungenparenchym «hängt», das durch sein Eigengewicht einen Zug nach unten ausübt. Bei fortschreitender ruhiger Ausatmung nehmen die Alveolar- und Bronchialdurchmesser ab, unten durch das Eigengewicht der Lunge stärker als oben in der Lunge. Im Verlauf der Deflation erreichen die unten liegenden terminalen Bronchiolen irgendeinmal einen kritischen Durchmesser – sie kollabieren, während die obenliegenden terminalen Bronchialen offen bleiben. Die hinter den kollabierten Bronchiolen liegenden Alveolen bleiben aber offen. Als Verschlussvolumen (englisch Closing Volume CV) bezeichnet man das in der Lunge verbleibende Volumen im ersten Moment dieses schwerkraftbedingten Verschlusses terminaler Luftwege abzüglich des Residualvolumens.

Definition CV (margin note)

Residualvolumen (RV) und CV addiert ergeben die sogenannte Verschlusskapazität (englisch Closing Capacity CC). Die Lungenareale, die diesem Verschluss unterliegen (die jeweils schwerkraftmässig unten liegen), sind entsprechend (schwerkraft-) abhängig (engl. dependent), ein

abhängig (margin note)

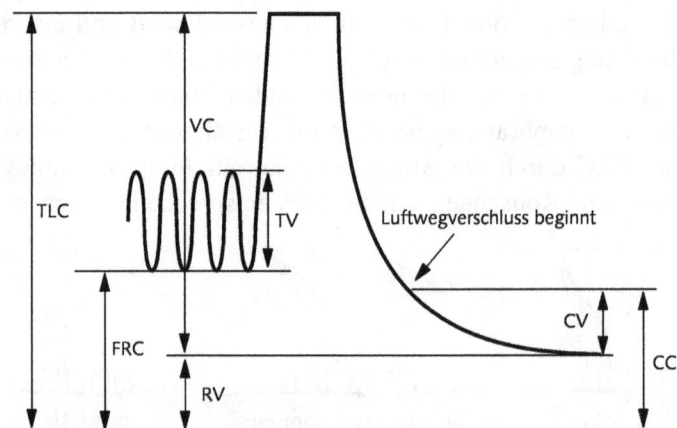

Abb. 9.2: Verschlussvolumen und Verschlusskapazität. TLC = totale Lungenkapazität, VC = Vitalkapazität, FRC = funktionelle Residualkapazität, TV = Atemzugvolumen, CV = Verschlussvolumen, CC = Verschlusskapazität

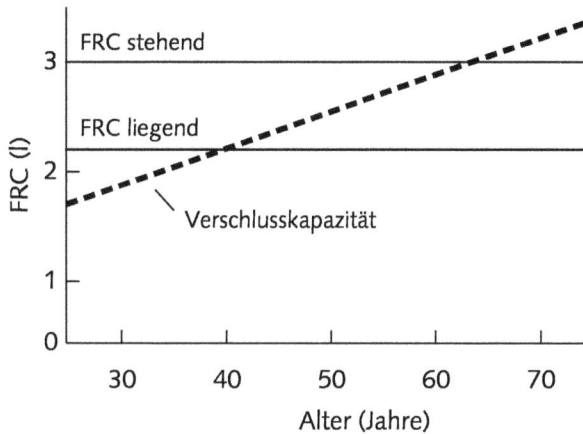

Abb. 9.3: Verschlusskapazität und Alter [32]

v.a. in der englischsprachigen Fachliteratur sehr oft gebrauchter Begriff. Die CC nimmt mit dem Alter zu: In Rückenlage erreicht die CC das Niveau der FRC bereits beim (gesunden!) 44-jährigen, in sitzender Ausgangsstellung beim 66-jährigen (Abbildung **9.3**).

Die CC ist also, im Gegensatz zur FRC, kaum lageabhängig, die FRC hingegen, im Vergleich zur CC, weniger stark altersabhängig [32]. Diese oft verwirrende Tatsache kann vielleicht durch folgendes Bild besser erklärt werden. Für die Altersabhängigkeit der CC mag als Hilfe dienen, dass ein Ballon, versehen mit einem zusätzlichen Auslassventil, das bei einem bestimmten Druck P_0 Luft ablässt, beim ersten Aufblasen nur wenig Luft aufnehmen wird: Seine Wände sind noch sehr elastisch, ihr Gegendruck entsprechend gross. Das Auslassventil wird sich bereits bei kleinem Volumen öffnen und Luft ablassen. Nach mehrmaligem Aufblasen (dem «Alterungsprozess») hat die Elastizität abgenommen; bei gleichem Volumen hat jetzt der Gegendruck der Wände P_0 noch nicht erreicht – das Ventil bleibt geschlossen. Bis die weniger elastischen Wände denselben Gegendruck ausüben, wie beim ersten Aufblasen, kann mehr Luft hineingeblasen werden – das Volumen ist mit dem Alterungsprozess grösser geworden. Die hineingeblasene Luft entspräche in diesem Beispiel der Verschlusskapazität. Daraus wird klar, dass dies beim emphysematischen Patienten mit einer stark verminderten Elastizität des Lungenparenchyms genauso gilt.

CC ist altersabhängig

Die FRC hingegen, die ja erreicht wird, wenn sich die expiratorisch und die inspiratorisch wirksamen Kräfte aufheben, hängt sehr stark mit der Struktur der «Pumpe» zusammen: Diese wird, vereinfacht ausgedrückt, durch die Thoraxhöhle und das Zwerchfell gebildet. Die Grössenverhältnisse werden sich im Laufe der Jahre nur wenig ändern; eine

FRC ist lageabhängig

Lageänderung, bei der das (bewegliche) Zwerchfell plötzlich stark in die Thoraxhöhle hineingedrängt wird, beeinflusst die FRC wesentlich stärker, als der Alterungsprozess.

Funktionelle Residual- und Verschlusskapazität

Warum ist der Zusammenhang zwischen der FRC und der CC so wichtig? Die normale Atmung, findet direkt oberhalb der FRC statt. Solange
CC<FRC
die CC kleiner als die FRC ist, werden wir während der normalen Atmung keinen Verschluss terminaler Luftwege finden. Der Gasaustausch kann (einen «normalen» Flow vorausgesetzt) ungestört geschehen, die mucociliäre Clearance wird nicht behindert, weil alle Luftwege offen bleiben, der Atemwegswiderstand bleibt bei normalem Tonus der Bronchialmuskulatur in einem vernünftigen Rahmen. Durch die Verkleine-
CC>FRC
rung der FRC unter das Niveau der CC findet nun plötzlich ein Teil oder sogar die ganze Atmung im Bereich der CC statt. Während der Ein- und Ausatmung sind eine gewisse Zahl von terminalen Luftwegen teilweise oder anhaltend verschlossen.

Ventilations-Perfusions-Störung

Die Ventilation der abhängigen Lungenareale nimmt ab, es kommt zu einer Störung des Ventilations-Perfusions-Verhältnisses, die Folge ist eine erhöhte venöse Beimischung zum arteriellen Blut. Das Blutvolumen, das die schlechter ventilierten Alveolarbezirke passiert, wird verständlicherweise schwächer arterialisiert. Durch die Beimischung dieses mit weniger O_2 angereicherten Blutes zum Gesamtvolumen sinkt der O_2-Partialdruck im Blut im Vergleich zum alveolären O_2-Partialdruck leicht
$AaPO_2 Diff$
ab. Die Differenz zwischen alveolärem und arteriellen pO_2 ist dadurch grösser geworden. Während beim jugendlichen, gesunden und spontan atmenden Menschen eine Druckdifferenz von 5–10 mm Hg besteht (auch beim Gesunden ist, wie bereits gesehen, Ventilation und Perfusion nicht in allen Alveolen gleich), steigt dieser Wert unter Narkose auf ca. 50 mm Hg.

Störung der mucociliären Clearance

Der nun bei jedem Atemzug erfolgende (oder sogar andauernde) Verschluss terminaler Luftwege behindert aus verständlichen Gründen auch die mucociliäre Clearance. Diese ist von einem intakten und ununterbrochen funktionierenden «Fliessband» abhängig. Wird dieses Fliessband durch den Verschluss terminaler Luftwege unterbrochen, so kann das dahinterliegende Sekret nicht mehr zentralisiert werden, es kann zur Sekretretention, zu Infiltraten und in letzter Konsequenz zu einer Infektion, zur Pneumonie kommen.

Atemwegswiderstand

Der Atemwegswiderstand wurde bereits mehrmals besprochen. Hier sei noch einmal wiederholt, dass der Atemwegswiderstand umgekehrt proportional zur vierten Potenz des Radius zunimmt. Oder anders ausgedrückt: Halbiert sich der Radius eines Bronchus, so ist der resultierende Widerstand 16 Mal grösser geworden. Das zugrundeliegende Gesetz von Hagen-Poiseuille gilt nur bei laminärer Strömung, bei turbulenter Strömung nimmt der Widerstand noch einmal mit der zweiten Potenz zu.

$$R_{aw} \approx 1/r^4$$

Die Reduktion der FRC führt natürlich auch zu einem verkleinerten Bronchialdurchmesser – der Atemwegswiderstand steigt auch bei nur kleiner Verringerung der FRC stark an. Während diese Erhöhung des Widerstandes durch den bronchodilatatorischen Effekt vieler inhalativer Narkotika während der Narkose kompensiert wird, muss diesem Aspekt insbesondere postoperativ, wenn die FRC noch über Tage tief bleibt, genügend Beachtung geschenkt werden. Bei Patienten nach Herzoperationen zum Beispiel ist das Abfallen der FRC bis zum 3. postoperativen Tag typisch[20].

$$FRC{\downarrow} = R_{aw}{\uparrow}$$

Für Patienten mit hyperreagiblem Bronchialsystem ist diese anaesthesie-bedingte Erhöhung des Atemwegswiderstandes deshalb besonders kritisch, weil die Intubation bereits eine starke Irritation, darstellt. Die Kombination beider Effekte kann sich insbesondere bezüglich der Sekretretention katastrophal auswirken, indem die aktivierte Sekretproduktion nicht durch eine verstärkte Sekretelimination kompensiert werden kann.

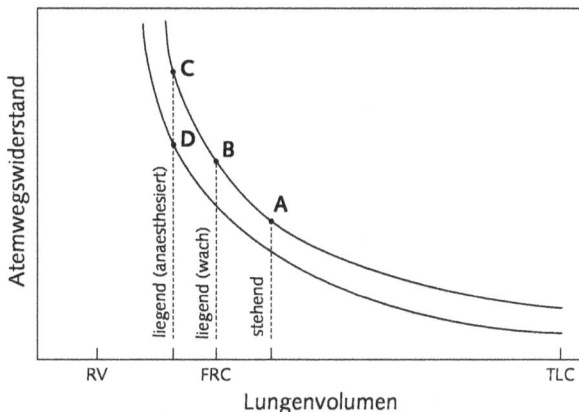

Abb. 9.4: Atemwegswiderstand und Narkose: Obere Kurve ohne Bronchodilatation, untere Kurve mit Bronchodilataton (Narkosegas). R_{aw} ist bei B und D etwa gleich gross[32]

Restriktion

VC↓↓

Operative Eingriffe am Abdomen bzw. am Thorax führen zu einer Abnahme der Vitalkapazität (VC) auf bis zu 25% des praeoperativen Wertes, wobei hochabdominelle Eingriffe die grössten Veränderungen nach sich ziehen. [3, 14, 29, 43]. Hauptursache ist die Verringerung des inspiratorischen Reservevolumens (IRV), der Rest ist der Herabsetzung der FRC zuzuschreiben. Veränderte Thorax- und Zwerchfellmechanik, Tonusverlust der Atemmuskulatur, aber vor allem auch eine schmerzbedingte (reflektorische ?) Hemmung sind die Gründe für diese Volumenverluste.

Surfactant↓

Hustenstoss↓

Die Verringerung der VC hat verschiedene negative Konsequenzen. Die herabgesetzte Dehnung des Lungenparenchyms bei maximaler Einatmung (sofern diese überhaupt noch ausgeführt wird oder werden kann) führt nicht mehr im selben Ausmass zur Ausschüttung von Surfactant aus den Pneumocyten II und damit zu einer Verschlechterung der Compliance, die Atemarbeit wird erhöht [13, 30]. Eine genügend grosse VC ist aber auch die wichtigste Voraussetzung für einen guten Hustenstoss und damit für eine effiziente Hustenclearance. Dieser letzte Punkt ist in vielen Fällen eine zentrale Ursache für postoperativ auftretende Komplikationen.

Sekretretention

Sehr viele Patienten expektorieren postoperativ vermehrt Sekret. Bei Patienten, die vor der Operation eine normale mucociliäre Clearance aufgewiesen haben, normalisiert sich diese Situation meist innert wenigen Tagen, bei langjährigen Rauchern, die bis einige Wochen vor der Operation

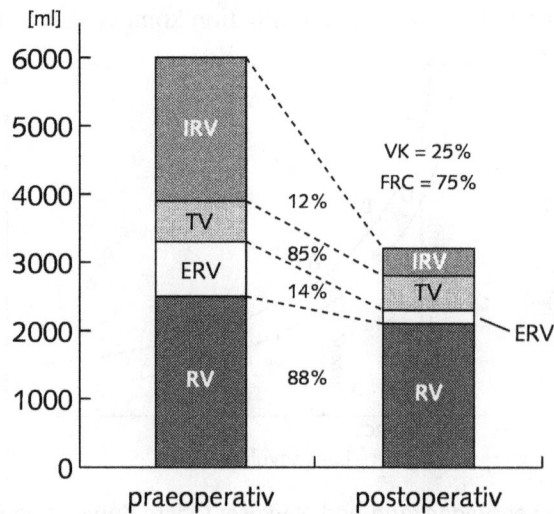

Abb. 9.5: Prae- und postoperative Lungenvolumina (1 h postop) bei 20 Patienten mit Whipple-Operation [43]

noch geraucht hatten oder bei Patienten mit nicht weit zurückliegenden
respiratorischen Infekten kann die Sekretelimination zur zentralen Aufgabe der postoperativen Betreuung werden. Aber auch Jahre nach einem
Rauchstopp wird der Auswurf bei diesen Patienten noch stärker sein als
bei Nichtrauchern [4].

Als Gründe für diese vermehrte Sekretproduktion sind die Reizung   Ursachen
der trachealen Schleimhaut durch den Tubus und das intratracheale Absaugen während der Beatmung, der Verschluss terminaler Luftwege und
damit gestörter mucociliärer Clearance, die verminderte Tiefatmung (wodurch der Surfactantausstoss und damit wiederum die mucociliäre Clearance herabgesetzt wird) und zum Schluss auch die (schmerzbedingt und
/ oder volumenbedingt) verschlechterte Hustenclearance zu nennen. Der
veränderte Wasserhaushalt und die Auswirkungen von Medikamenten
und Narkotika werden wahrscheinlich einen zusätzlichen (meist negativen) Einfluss auf die mucociliäre Clearance und damit auf die physiologische Sekretelimination ausüben. Das Zusammenfallen von trockenen
Nasenschleimhäuten, die zur vermehrten Mundatmung führen, und die in
Spitälern oft hohe Raumtemperatur bei relativ tiefer relativer Luftfeuchtigkeit behindern die mucociliäre Clearance im zentralen Bronchialbaum
noch zusätzlich.

Gähnatmung

Die physiologischerweise 5–10 Mal pro Stunde ausgeführten Tiefatmun-   Definition
gen (als solche werden in der Literatur Atemzüge bezeichnet, die mindestens das dreifache AZV erreichen) beziehungsweise rhythmisch an-
und abschwellende Atemzüge bezeichnen wir als Gähnatmung. Als Auf-
gaben für diesen Automatismus kommen die intermittierende Wiedereröffnung andauernd verschlossener Lungenareale (und damit die Verhinderung von Mikroatelektasen) oder die Verbesserung der Compliance
(durch die Ausschüttung von Surfactant) in Betracht[2, 13, 51].

Dieser Mechanismus kann durch Medikamente stark beeinflusst werden: Bereits eine Dosis von 0.1 mg/kg Morphium führt zu einer drasti-   Morphium
schen Unterdrückung dieses Automatismus, die dann mehrere Stunden
anhält[12].

Postoperative Therapie

Eine spezifische Behandlung (im Gegensatz zur Routinebehandlung), beispielsweise bei Vorliegen einer Atelektase mit vorhandenem Bronchialsekret, ist postoperativ durch die eingeschränkte Beweglichkeit und die
Schmerzen des Patienten oft stark erschwert. Das A und O einer guten

Prophylaxe postoperativen Atemphysiotherapie ist deshalb die *Prophylaxe*. Die im vorhergehenden Kapitel besprochenen Störungen können meist nicht verhindert werden. Ziel unserer Therapie ist es deshalb, pulmonale Komplikationen (Sekretretention, Atelektase, etc.) mit geeigneten Massnahmen zu verhindern. Unsere Mittel sollen einfach, wenn möglich auch vom Patienten selber, oder durch das Pflegepersonal unterstützt, durchführbar sein. Zentraler Teil der postoperativen Atemphysiotherapie ist somit auch die Instruktion und Motivation des Patienten (wenn immer möglich bereits praeoperativ) und des Pflegeteams.

Vergrösserung der FRC

Lagerung

Wie bereits im vorhergehenden Kapitel gezeigt, hängt die FRC sehr eng mit der Körperstellung zusammen: Sie ist im Stand am grössten und nimmt zur Rückenlage hin stark ab. Die grösste Veränderung findet sich zwischen 0 und 60° [32]. In Seitenlage ist die regionale FRC der unteren Lunge verkleinert, die der oberen Lunge dagegen erhöht [28].

Oberkörper hoch Ein erster Schritt zur Vergrösserung der FRC ist also bereits eine gute Lagerung mit erhöhtem Oberkörper (halbhoch bis sitzend). Entscheidend dabei ist die Position des Patienten im Bett: Die meisten Patienten liegen zu weit unten im Bett. Bei Hochstellen des Kopfteiles befindet sich der Bettknick im Bereich der dadurch kyphosierten LWS, das Abdomen wird komprimiert, die Atmung zusätzlich erschwert. Bei guter Lagerung
Technik ist der Bettknick im Bereich der Hüftgelenke, die Wirbelsäule ist gestreckt. Zur Erhaltung dieser Lagerung kann der Knieknick verwendet werden – allerdings haben nur die wenigsten Patienten die von der Bettgrösse vorgegebenen Proportionen.

Besser ist es, den unteren Teil des Bettes flach zu belassen und den Raum zwischen Füssen und Bettende mit einem harten Schaumgummiblock oder mehreren prallen Spreuerkissen aufzufüllen [50]. Bei unruhigen Patienten, die diese Kissen immer wieder wegschieben und hinunterrutschen, bleibt nichts anderes übrig, als sie gleich Sysiphos immer wieder von neuem gut zu lagern.

Die regional unterschiedliche Verteilung der Lungenvolumina, die durch die Schwerkraft zustande kommt (abhängige Areale sind bei FRC weniger gebläht als unabhängige Gebiete) gibt uns einen zweiten therapeutischen Ansatzpunkt. Da diese Verteilungsdifferenzen in Seitenlage am ausgeprägtesten sind, ist es naheliegend, den Patienten in regel-
regelmässig mässigen Abständen wechselweise auf die linke bzw. die rechte Seite
umlagern zu lagern. Dadurch wird die oben liegende Lunge gedehnt, durch die vorhergehende Lagerung entstandene Mikroatelektasen werden wieder

aufgedehnt. Die Lagerung in Seitenlage ist nur sinnvoll, wenn die abhängig gelagerte Diaphragmakuppel genügend aktiv ist – andernfalls können während der Lagerung auf dieser Seite neue Mikroatelektasen entstehen. Beim Umlagern gilt es vor allem, die Patientin zu *regelmässigem* Lagewechsel zu motivieren.

Die Voraussetzung für alle diese Lagerungen bzw. die Lagewechsel ist in erster Linie eine adaequate Schmerztherapie! In den ersten Tagen wird der Patient nur ungern aus der Rückenlage zu bringen sein. Als weitere Voraussetzung muss der Patient druckmässig stabil sein.

exspiratorischer Widerstand

Die verschiedenen Formen des PEEP (Positive End Expiratory Pressure) bzw. des PEP (Positive Expiratory Pressure) können die FRC ebenfalls erhöhen. Der endexpiratorische alveoläre Druck ist dabei gleich hoch wie der angelegte PEEP. Wie sinnvoll Applikationen des spontan-PEEP (s-PEEP) sind, z. Bsp. Wasserflasche, Flutter und ähnliches, ist umstritten[16] . Die FRC wird wohl erhöht, im Vergleich zur spontanen Atmung und zu verschiedenen Druckbeatmungsformen steigt die Atemarbeit aber an. In diesem Licht gesehen wären CPAP-Formen (Continuous Positive Airway Pressure) solchen mit sPEEP vorzuziehen, der apparative Aufwand dazu ist aber grösser.

PEEP / PEP

CPAP

Verschiedene Untersuchungen mit PEP-Masken haben sehr positive Resultate gezeigt[16, 21, 39, 40]. Im Vergleich zur Incentive Spirometrie liegt die Erfolgsrate eher höher[40]. Die Wasserflasche, die bei richtiger Anwendung zumindest gleich gute Resultate wie IPPB und Incentive Spirometry ergibt[22], kann heute sicher durch die einfacher anzuwendenden Flutter oder PEEP-Ventile ersetzt werden, bei denen die Risiken der falschen Anwendung (zu enger Schlauch, Ansaugen von Wasser etc.) vergleichsweise minimal sind. Eigene Untersuchungen an einem Kollektiv von herzoperierten Patienten haben gezeigt, dass sPEEP im Vergleich zu Incentive Spirometrie vergleichbar gute Resultate ergibt.

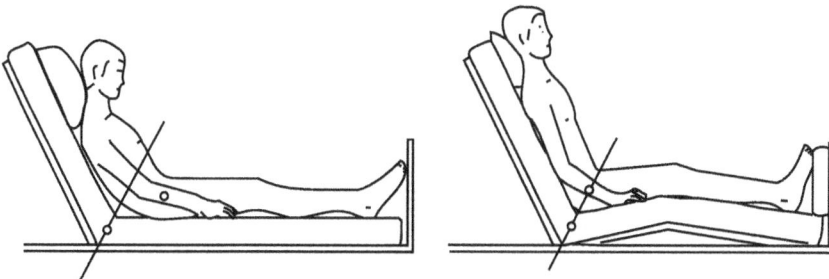

Abb. 9.6: Richtige Lagerung (rechts), schlechte Lagerung (links) [50]

Vorteile Welches sind die Vorteile des exspiratorischen Widerstandes? Bei einem reflektorisch geschwächten Diaphragma wird durch aktive Tiefatmungen die Intercostalmuskulatur stimuliert, das Diaphragma erfährt dadurch aber keine vermehrte Aktivität[7]. Durch den erhöhten intraalveolären Druck während der Exspiration nimmt die Ventilation in den abhängigen Gebieten zu. Führt man die sPEEP-Atmung mit zusätzlicher, vorangehender Tiefatmung mit endinspiratorischer Pause aus, so wird einerseits das Diaphragma gut stimuliert, andererseits bleibt die Lunge länger offen.

Perfusion ↓ Alle Formen, die einen positiven Alveolardruck erzeugen, bringen als unerwünschte Nebenwirkung eine Erhöhung des pulmonalarteriellen Druckes mit sich, weil der erhöhte intraalveoläre Druck zur Kompression der Lungenkapillaren führt. Als Grenzwert für die s-PEEP-Anwendung wird in der Regel ein Wert von 5–10 cm H_2O angegeben. Falls aus irgend einem Grund mit einem höheren Druck gearbeitet wird, sollte dies mit dem Arzt abgesprochen und die Therapie mit dem Oxymeter kontrolliert werden.

Atemmuskulatur

Als Hauptursache für die Verminderung der FRC hatten wir den Tonusverlust vor allem des Zwerchfells angegeben. Die postoperativen Schmerzen führen neben anderem auch dazu, dass die Retonisierung des Zwerchfells nur sehr zögernd geschieht. Damit verzögert sich aber auch die Wiederherstellung der «normalen» FRC. Therapeutisch bestehen zwei Möglichkeiten, das Zwerchfell zu tonisieren:

Atemvertiefung Einerseits kommt die Atemvertiefung, von den frankophonen Therapeutinnen vielleicht treffender «ventilation dirigé» (geführte Ventilation) genannt, zum Einsatz. Die Patientin wird dabei verbal und manuell stimuliert, die abdominalen bzw. costo-lateralen Atembewegungen zu vergrössern und die postoperativ oft vorherrschende sternale Atmung zu begrenzen. Idealerweise ist praeoperativ die Atemwahrnehmung als Vorbereitung auf die Atemvertiefung mit der Patientin geübt worden.

Folgende Elemente sind für die geführte Ventilation von grosser Bedeutung:

- **Umverteilung**: Eine genügend langsame Inspiration eröffnet auch «langsame» Lungenareale[1, 32]. Die endinspiratorische Atempause soll dabei möglichst verlängert werden, indem die Patientin verbal zum «noch tiefer einatmen» aufgefordert wird.

- **Flow**: Eine langsame Inspiration führt zur bevorzugten Verteilung der Luft in die abhängigen Lungenareale. Ein hoher Flow führt zu einem ausgeglichenerer Gasverteilung zwischen unabhängigen und abhängigen Arealen.

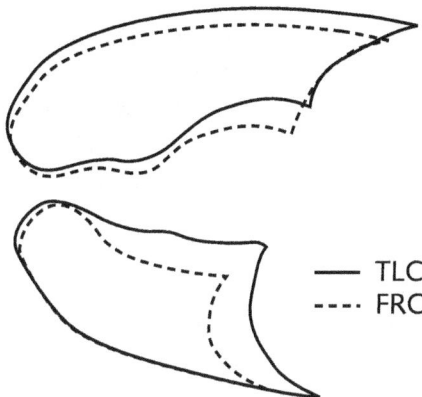

—— TLC
---- FRC

Abb. 9.7: Atembewegung in Seitenlage. Nachzeichnung eines Röntgenbildes[32]

▓ **Atemmuskulatur**: Bei Inspiration mit aktivem Diaphragma erhalten die abhängigen Lungenareale einen grösseren Anteil des Einatemvolumens. Ist das Diaphragma nur schwach tonisiert und findet die Einatmung in erster Linie mit Hilfe der Interkostal- und Hilfsatemmuskulatur statt, so ist die Ventilation in den mittleren Lungenarealen am besten, die abhängigen Gebiete werden schlechter belüftet[42].

Der Tonus des Diaphragmas wirkt sich in Seitenlage am stärksten aus. Der unten liegenden Zwerchfellkuppel kommt dabei eine Schlüsselrolle zu. In entspanntem Zustand tritt sie durch den hydrostatischen Druck des Abdomens relativ weit in den Thorax hinauf. Wird sie bei sogenannter «Bauchatmung» kontrahiert, so hat sie die wesentlich grössere Bewegungskapazität als die oben liegende Zwerchfellkuppel. Bei fehlender oder schwacher Innervation ist der abdominale (hydrostatische) Druck dafür verantwortlich, dass die untere Lunge weniger Volumen als die obere aufnimmt. Bei Zwerchfell- oder Bauchatmung wird durch den Zug des Diaphragmas zusätzlich das damit verbundene Mediastinum um 1 bis 2 cm nach oben bewegt[32, 37, 42].

Tonus des
Diaphragmas

Als zweite Technik verwenden wir das Sniffing, bei dem die Einatmung in 2–4 Abschnitte unterteilt wird, während derer mit hohem Flow durch die Nase eingeatmet wird. Die Pausen zwischen den einzelnen Abschnitten können dabei unterschiedlich lang gestaltet werden. Mit einer taktilen Kontrolle auf dem Abdomen soll der Patient dazu stimuliert werden, diese Sniffing-Manöver vor allem mit Hilfe des Diaphragmas auszuführen.

Sniffing

Erhöhung der Vitalkapazität

Schmerztherapie

Der Schmerz ist neben dem Tonusverlust der Atemmuskulatur eine Hauptursache für die postoperativ massiv verringerte VC. Der Begriff Schonat-

Schmerz = VC↓

mung bringt dies treffend zum Ausdruck. Da die Ursache (die Narbe, die Entzündung) nicht beseitigt werden kann, ist eine optimale Schmerztherapie die primäre Massnahme zur Verbesserung der VC. An erster Stelle steht hier die medikamentöse Therapie. Die Patientin muss dazu motiviert werden, rechtzeitig genügend Schmerzmittel zu verlangen und nicht «auf die Zähne zu beissen». Vor, während und nach der Therapie sollte Quantität und Qualität des Schmerzes immer wieder erfragt werden; ist die Analgesie ungeügend, so muss bei der Ärztin um eine Änderung der medikamentösen Schmerztherapie nachgesucht werden. Narbenschmerzen können, je nach Lokalisation, auch durch Eis oder durch die Applikation von TENS verringert werden. Diese physiotherapeutischen Massnahmen werden leider oft in den Hintergrund gestellt. Entsprechende Vorschläge dürfen wir nicht vom Arzt oder von der Pflege erwarten, sie müssen von uns aus zur Diskussion gestellt werden.

medikamentös

Eis / TENS

Beim Einsatz von Eis muss darauf geachtet werden, dass der Eisbeutel absolut dicht ist, die Narbe nicht feucht wird – der (richtige) Einsatz von Coolpacks ist in diesem Bereich möglicherweise die bessere Variante.

TENS wird am besten über grossflächige Elektroden, die beidseits der Narbe angebracht werden, kontinuierlich mit hohen Frequenzen (über 60 Hz) angewandt. Bei herzoperierten Patienten muss auf die TENS wegen des in der ersten postoperativen Phase oft instabilen Rhythmusverhaltens des Herzens verzichtet werden.

Tiefatmung

Regelmässig ausgeführte Tiefatmungen, wie sie im Abschnitt Gähnatmung beschrieben werden, dienen nicht nur als Kompensation für den ausgefallenen Gähnmechanismus, sondern auch als Massnahme zur Wiederherstellung einer normalen VC, indem der Patient lernt, immer wieder die sich ändernde Schmerzgrenze zu suchen und indem die durch (schmerz-) reflektorische Vorgänge, die gestörte Thoraxmechanik und die abgeschwächte Atemmuskulatur unökonomischen Atembewegungen wieder ökonomisiert und eingespielt werden. Die Tiefatmungen können gut mit Bewegungen der Extremitäten kombiniert werden. Diese Übungen sollen aber nur bei respiratorisch global suffizienten Patienten eingesetzt werden, da andernfalls der Sauerstoffbedarf der zusätzlich eingesetzten Muskulatur die Situation verschlimmern kann.

Sekret

Die meisten Patienten haben unmittelbar postoperativ Sekret zu expektorieren. Ohne deutliche Anhaltspunkte für distale oder periphere Sekretansammlungen kann man sich vorerst auf das regelmässige Husten bzw.

Routine = Husten

Huffen beschränken. Zusätzliches Drehen in Seitenlage als prophylaktische Massnahme sollte frühzeitig eingesetzt und in die Therapie eingebaut werden: Die verminderte FRC führt bei vielen Patientinnen und Patienten zu schlecht belüfteten Lungenabschnitten (in erster Linie in abhängigen Lungenarealen) und zu konsekutiver Sekretansammlung.

Patientinnen und Patienten mit hohem Risiko (Nikotinabusus, bestehende COPD, Asthma, Adipositas) sollten prophylaktisch mit Techniken zur Reinigung des Bronchialbaumes behandelt werden. Bei ihnen kann ein überhören von Rasselgeräuschen (durch die verminderte VC bleibt ein Lungenabschnitt stumm, der bei normaler VC Rasselgeräusch präsentiert hätte).

gezielte Reinigung des Bronchialbaumes

Jede Behandlung sollte zwei bis drei Hustenstösse enthalten, mit denen eventuell vorhandenes, zentral liegendes Sekret expektoriert werden kann. Durch den hohen intraalveolären Druch ist ein guter Hustenstoss immer auch eine effektive Massnahme zur Verhinderung von Atelektasen[41].

Hustenstoss

Auch bei bester Schmerztherapie wird der Patient beim Husten noch Schmerzen verspüren. Eine gute Fixation der Narbe mit den Händen entweder durch den Patienten selbst oder unterstützt durch die Therapeutin mindert diese Schmerzen oft auf ein erträgliches Mass und motiviert den Patienten, in regelmässigen Abständen abzuhusten. Bei der Fixation muss darauf geachtet werden, dass der Druck nicht nur direkt von oben auf die Narbe gegeben wird, sondern dass die Narbe von beiden Seiten mit den Händen komprimiert wird. Besonders bei Sternotomien sollen die Arme über der Brust verschränkt, die Hände unter die Achselhöhlen gelegt und gegeneinandergezogen werden. Mit den Unterarmen kann ein zusätzlicher Druck gegen dorsal auf die Narbe ausgeübt werden. Bei Bauchoperationen kann die Narbe teilweise direkt mit den Händen «gegriffen» werden. Alternativ kann ein Tuch verwendet werden, das rund um das Abdomen oder den Thorax gelegt wird, um so die Narbe zu «schienen».

Narbenfixation

Ersetzen der Gähnatmung

Die normale Gähnatmung, die durch den Einsatz von Opiaten zur Analgesie unterdrückt wird, kann nicht stimuliert und auch nicht im eigentlichen Sinne ursächlich behandelt werden. Die Ursache – die Schmerztherapie – ist zur Erlangung einer normalen VC (und damit auch eines genügenden Hustenstosses!) unerlässlich. Als Kompensation für die Gähnatmung eignet sich vordergründig jede Form der Tiefatmung. Die Patientin oder der Patient wird aufgefordert, halbstündlich mindestens 10 tiefe Atemzüge mit einem endinspiratorischen Hold auszuführen. Lässt man die Patientin oder den Patienten ein Tagebuch führen, in dem sie oder er

10x Tiefatmung halbstündlich

jedesmal einträgt, wenn sie oder er geübt hat, so hat man Gewähr, dass eine optimale Therapie durchgeführt wird. Ist das Diaphragma zu wenig aktiv, so muss die Lungenblähung mit apparativen Hilfsmitteln geschehen.

Apparative Hilfsmittel

Seit den 50er Jahren werden zur Atelektasenprophylaxe verschiedenste apparative Hilfsmittel propagiert. Genannt seien hier die IPPB-Therapie (Intermittent Positive Pressure Breathing, oft als BIRD-Therapie bezeichnet), die Wasserflasche und andere PEEP-Systeme, PEP-Systeme und die SMI (Sustained Maximal Inspiration, z.Bsp. Respirex oder Voldyne). Erst in den letzten Jahren trat vermehrt auch die CPAP (Continous Positive Airway Pressure) hinzu.

Während die exspiratorischen Verfahren (Wasserflasche, PEP, PEEP, CPAP) sowie die IPPB den Alveolardruck erhöhen und damit zur Entfaltung schlecht belüfteter Alveolen führen soll, wird bei den inspiratorischen Anwendungen ein möglichst grosses Inspirationsvolumen und damit ein möglichst negativer Pleuradruck angestrebt. Den Vor- und Nachteilen dieser Verfahren soll hier kurz nachgegangen werden.

SMI / DB ■ Für die aktiven inspiratorischen Verfahren (SMI bzw. spontane Tiefatmung (DB für Deep Breath), die während langer Zeit in der Literatur klar bevorzugt wurden, spricht die von der Patientin geforderte Mitarbeit, die in der Regel einfache Anwendung und die tiefen Anschaffungskosten der Geräte. Die spontane Tiefatmung bietet den physiologischen Einatemweg (Nase) an, zusätzlich fallen jegliche Gerätekosten weg. Voraussetzung für die Effizienz, die in der Literatur sehr gut belegt ist, ist eine gute Diaphragmafunktion.

IPPB ■ Als passives inspiratorisches Verfahren ist in erster Linie die intermittierende Überdruckbeatmung (IPPB Intermittent positive Pressure Breathing) anzusehen. Dieses Verfahren erfreute sich während langer Zeit einer grossen Beliebtheit, wurde aber insbesondere seit der Arbeit von BARTLETT[1] zunehmend in den Hintergrund gedrängt. Heute sollte die IPPB-Behandlung wenn möglich durch CPAP ersetzt werden. Für die Routinebehandlung von low-risk-Patienten sind die aktiven Verfahren gleich effizient.

PEP
PEEP
■ Die PEP-Systeme, deren bekannteste Anwendung, die PEP-Maske, vor allem aus der Therapie für CF-Patientinnen verbreitet ist, und die PEEP-Systeme (PEEP-Ventil, Flutter, Wasserflasche) bieten eine effiziente Unterstützung zur Verbesserung der FRC. Die Effizienz erreicht beinahe diejenige der CPAP, allerdings mit wesentlich geringeren Gerätekosten. Die Wasserflasche dürfte heute aus hygienischen

Gründen eher in den Hintergrund treten. Allen diesen Verfahren gemein ist die systembedingte Erhöhung der rechtsventrikulären Arbeit, bedingt durch den erhöhten Alveolardruck. Dies muss bei Herzpatientinnen mit kritischer Auswurfsleistung berücksichtigt werden. Jedenfalls dürfen ohne ausdrückliche Zustimmung der Ärztin nicht mit PEEP-Werten von über 7.5–10 cm H_2O gearbeitet werden. Die PEEP-Systeme erlauben dabei eine genauere Dosierung als die PEP-Systeme, weil bei diesen mit einem erhöhter Anstrengung auch der Druck ansteigt.

Wasserflasche

▨ Die CPAP bietet wahrscheinlich die im Moment beste Form der unterstützten Beatmung: Die unterstützte Einatmung wird mit einem exspiratorischen Widerstand kombiniert. Diese Geräte bewegen sich in den Preisklassen der IPPB-Geräte und dürften diese längerfristig wohl verdrängen. Die CPAP bietet sich insbesondere auch für die Behandlung von etablierten Atelektasen an. Im Vergleich zu den andern exspiratorischen Verfahren ist vor allem der Kraftaufwand vermindert.

CPAP

▨ Zur Behandlung von Atelektasen sind in neuerer Zeit auch Verfahren der intrapulmonalen Perkussion entwickelt worden (Bsp. Clini-Jet). Diese Geräte werden in vielen Spitälern bereits mit Erfolg eingesetzt, grosse Studien mit grossen Fallzahlen fehlen aber bisher. Diese Technik wird im Kapitel «Reinigung des Bronchialbaumes» näher besprochen.

endobronchiale Perkussion

Einen Überblick über die aktuellere Literatur zu diesem Thema gibt die Tabelle **9.1**. Aus den vorliegenden Arbeiten geht klar hervor, dass die verschiedenen Verfahren oft gleichwertig, die exspiratorischen Anwendungen aber eher zu bevorzugen sind. Ebenso klar wird aber auch, dass bei low-risk-Patientinnen und -Patienten eine einmalige Instruktion, frühe Mobilisation und regelmässiges Husten als postoperative Therapie genügt. Entsprechend mehr Zeit wird man für die Patientinnen und Patienten mit hohem Risiko aufwenden können.

Unterstützende Massnahmen

Postoperativ wird die Reinigung des Bronchialbaumes oft erschwert, weil die Patientinnen oder Patienten mit Diuretika behandelt werden bzw. der Wasserhaushalt gestört ist, weil der Atemwegswiderstand durch die verminderte FRC (Konsequenz: Bronchialdurchmesser verkleinert!) vergrössert ist und weil ein guter Hustenstoss auch bei guter Schmerzmedikation noch genügend Schmerzen bereitet, so dass der Patient nur höchst ungern husten wird.

Wird die Patientin oder der Patient mit Diuretika behandelt und damit «trockengelegt», so wird vorhandenes Bronchialsekret viskös und zäh,

Hydrierung

die Expektoration wird erheblich erschwert. Der Grad der Hydrierung kann an der Feuchtigkeit der Zunge, an den Hautfalten und aus der Flüssigkeitsbilanz beurteilt werden. Eine positive (+) Bilanz heisst dabei, dass der Patient mehr Flüssigkeit aufgenommen als abgegeben hat, eine negative (–) Bilanz entsprechend das Gegenteil. Auf der Abteilung kann hier auch der Verlauf des Körpergewichtes weiterhelfen.

Postoperativ eingesetzte apparative Verfahren									
Autor	DB	IS	IPPB	CPAP	PEP	PEEP	diverse	Operation	Resultat
Hall[18]	x	x						abd.	Ø,IS billiger
Thomas[46]	x	x	x					abd. hoch	Ø
Hall[19]	x	x						abd.	∅
Oikkonen[34]	x	x						ACB	∅
Dohi[10]	x	x						abd	∅
Vilaplana[48]	x	x						Thorax, abd.	∅
Davies[9]	x	x						lowrisk	∅
Jenkins[25]	x	x					husten	ACB	∅
Chuter[7]	x							abd. hoch	Diaphragma ∅ akt.
O'Connor[33]	x						CPT	Cholecyst.	CPT+IS = CPT
Crowe[8]	x						CPT	ACB	CPT+IS = CPT
Schwieger[44]	x						∅ Therapie	low risk	∅
Jaworski[24]	x						Br.skopie	Lobekt.	∅
Johnson[26]		x					Mob, Clap.	Herzklappen	∅
Celli[6]	x	x	x				∅ Therapie	abd.	DB/IS/IPPB>Cont.
Dull[11]	x	x					Mob.	kardial	∅
Pfenninger[36]	x	x						allg. chir.	IPPB>IS
Paul[35]	x	x				x		ACB	PEEP >IS>IPPB
Gale[17]	x	x						ACB	∅
Jung[27]	x	x					Res.Breath.	abd. hoch	∅
Iverson[22]	x	x					blow bottle	kardial	IS/BB>IPPB
Stock[45]	x	x		x				abd. hoch	IS=DB, CPAP>DB
Ricksten[40]	x			x	x			abd. hoch	PEP/CPAP>IS
Ingwersen[21]				x	x		IR-PEP	kardial	∅
Frolund[16]					x		CPT	Thorax	∅
Richter[39]					x		CPT	ACB	CPT+PEP>CPT

Tab. 9.1: Postoperative Verfahren im Vergleich. abd. abdominal, ACB Aortocoronarer Bypass, Br.skopie BronchoskopieClap. Clapping, CPT ChestPhysiotherapy, DB Deep breathing, IR-PEP PEP with inspiratory resistance, Mob. Frühmobilisation, Res.Breath. Resitive Breathing

Spricht nichts gegen eine gute Hydrierung, so wird die Patientin aufgefordert, regelmässig Flüssigkeit zu sich zu nehmen. Zur Kontrolle kann
eventuell kann eine Trinkbilanz geführt werden. Als vernünftige Flüssig-
keitsmenge kann 1–2 l/die je nach Körpergrösse und Zustand angenommen werden.

Der erhöhte Atemwegswiderstand wird am sinnvollsten mit einem $R_aw \uparrow$
β2-Sympathikomimetikum (bsp. Ventolin) behandelt. Die Erlaubnis da-
zu müssen wir beim Arzt einholen. Als Argumente für den Einsatz des
Medikamentes können die erschwerte Sekretmobilisation (Gefahr einer
Sekretretention, Atelektase) durch den hohen Atemwegswiderstand, die
durch das Medikament verstärkte Ziliartätigkeit und die Verringerung des
Atemwegswiderstandes genannt werden. Diese Inhalation kann in der
Regel nach 4–5 Tagen wieder abgesetzt werden.

Es muss wohl kaum erwähnt werden, dass die Inhalation gut instruiert, möglicherweise überwacht und im Extremfall durch die Physiotherapeutin assistiert werden muss! Von einer Inhalation von NaCl ohne Zu-
gabe von β2-Sympathikomimetika muss eher abgeraten werden, weil Patientinnen mit hyperreagiblem Bronchialsystem mit einer Bronchokonstriktion reagieren können.

Praeoperative Atemphysiotherapie

Braucht es überhaupt eine praeoperative Atemphysiotherapie und wenn
ja, was muss sie beinhalten? Wer bereits eine Vollnarkose hinter sich gebracht hat, weiss sehr gut, wie man sich kurz nach Ende der Narkose
fühlt. Die Aufnahmefähigkeit für was auch immer ist stark eingeschränkt.
Kommt in dieser Situation eine Physiotherapeutin und will der Patientin
irgendwelche Instruktionen geben, so ist der Misserfolg beinahe voraus-
zusehen. Praeoperative Atemphysiotherapie führt nachweislich zu einer
Verringerung der postoperativen pulmonalen Komplikationen [5, 49]. Inter-
essant dabei ist, dass dank praeoperativer Atemphysiotherapie wohl das
Auftreten von Atelektasen markant gesenkt werden konnte, die Inzidenz
von postoperativen Pneumonien aber unbeeinflusst blieb.

Einen nicht zu unterschätzenden Faktor stellt offenbar die Atemmus-   Atemmuskulatur
kulatur dar. NOMORI ET AL fanden einen deutlichen Zusammenhang
zwischen hoher postoperativer pulmonaler Komplikationsrate und abgeschwächter Atemmuskulatur[31]. Patientinnen mit abgeschwächter Atemmuskulatur gehören also in den Kreis der RisikopatientInnen und sollten
entsprechend behandelt werden. WEINER ET AL erzielten durch ein Training von einem Monat Dauer bei Patientinnen und Patienten mit ACB
eine deutliche Verringerung der pulmonalen Komplikationen[49]. Es sollte

nicht allzu schwierig sein, Patienten, die für eine geplante Operation aufgeboten werden, zwei bis vier Wochen vor dem Eingriff ambulant in die Physiotherapie zu schicken. Die Physiotherapeutin könnte mit kleinem Aufwand ein grobes screening durchführen und Risikopatienten einem gezielten Atemmuskulaturtraining zuführen.

Ziele   Die praeoperative Atemphysiotherapie verfolgt grundsätzlich zwei Ziele. Zum einen sollen durch Anamnese und klinische Untersuchung die eigentlichen RisikopatientInnen bestimmt werden, die von vornherein eine intensivere postoperative Atemphysiotherapie benötigen werden. Zum andern sind alle PatientInnen zu instruieren, wie und warum sie welche Atemübungen nach der Operation (möglichst selbständig) durchführen sollen.

Praeoperatives Screening

In einem ersten Schritt sind die Risikopatientinnen zu bestimmen. Als
Risikofaktoren   wichtige Risikofaktoren gelten

- Lokalisation der Inzision
- Chronisch obstruktive Lungenerkrankungen
- Lange Anaesthesie-Dauer
- positive Nikotin-Anamnese
- Übergewicht
- abgeschwächte Atemmuskulatur
- Alter

Meist wird davon ausgegangen, dass bei Patientinnen und Patienten mit Spinalanaesthesie das Risiko für pulmonale Komplikationen gering sei. Die Inzidenz für pulmonale Komplikationen liegt aber nicht wesentlich tiefer als nach gleich lange dauernder Vollnarkose[23].

Instruktion

Die Instruktion der Patientinnen richtet sich nach der Problemstellung (Operationsart) und nach dem vorausgegangenen Befund. Als unkompliziert eingestufte Patientinnen werden in vereinfachter Art und Weise auf die wichtigsten Veränderungen aufmerksam gemacht, die eine Operation mit sich bringt. Dazu wird jeweils eine kurze, eingängige Übung oder eine Regel mitgegeben. Je nachdem, ob die Patientinnen postoperativ routinemässig mit PEP-Maske, mit SMI oder andern Geräten üben werden, sind natürlich auch diese Geräte zu instruieren.

Routine   Eine Standardinstruktion könnte etwa folgendermassen aussehen:

- Zwerchfell steht hoch und ist zu Beginn noch «schlapp» → richtige Lagerung, Sniffing

▨ Sekret vorhanden (Reizung durch Tubus), wenn vorher Nikotin, dann verstärkt → regelmässig abhusten (1 Mal pro Stunde), Narbenfixation zeigen

▨ Schmerzen, v.a. beim Husten → genügend Schmerztherapie, wichtig für gute Atmung

▨ Gähnatmung fällt weg wegen Opiaten → halbstündlich 10 Mal Tiefatmung

▨ ev. Instruktion von Hilfsmitteln

So kurz dieser Abschnitt «praeoperative Therapie» sein mag (alles Wesentliche wurde bereits vorher besprochen), die praeoperative Atemphysiotherapie ist für eine effiziente Arbeit enorm wichtig. Grössten Wert sollte dabei auf das Screening gelegt werden. Investieren wir vor der Operation 15 Minuten für eine kurze Anamnese und eine kurze Untersuchung und stellen fest, dass keine Risikofaktoren vorhanden sind, so wird es postoperativ genügen, wenn wir am ersten Tag die instruierten Übungen repetieren, nach zwei Tagen noch einmal kontrollieren. Wenn wir keinen Vergleich zum praeoperativen Status haben, werden wir aus Unsicherheit oft mehr Therapie einsetzen als eigentlich notwendig wäre. Ziel sollte es sein, die Risikopatientinnen auch postoperativ intensiv betreuuen zu können – dazu können wir die Zeit, die wir bei den RRoutinepatientInnenöhne Risikofaktoren einsparen, einsetzen.

Eine eigene Untersuchung ergab, dass Herzoperierte PatientInnen bereits 5 Tage postoperativ wieder 70% ihrer ursprünglichen VC erlangt hatten – dies mit selbständig ausgeführtem sPEEP oder SMI. So gesehen sollte eine intensive Atemphysiotherapie nach Operationen eher die Ausnahme, das selbständige Üben der Patientinnen die Regel darstellen. Wenn wir bei nur 10 Patientinnen pro Tag statt den jetzt 20 Minuten APT noch 5 Minuten zur Kontrolle aufwenden, dies während 5 Tagen, so gewinnen wir pro Tag 2.5 Stunden, pro Jahr 900 Stunden – dies entspricht ungefähr einer 30%-Stelle! Diese Zeit (in der Regel dürften mehr als 10 Patientinnen pro Tag behandelt werden ...) könnte beispielsweise für einen Nachtpikettdienst für high-risk-Patienten eingesetzt werden. Dies würde den Stellenwert der Atemphysiotherapie im Spital anheben und helfen, die Stellen der Physiotherapeutinnen zu schützen.

LITERATURVERZEICHNIS

[1]   RH Bartlett, ML Brennan, AB Gazzaniga und EL Hanson. Studies on the pathogenesis and prevention of postoperative pulmonary complications. *Surg Gynecol Obstet*, 137:925–933, 1973.

[2]   HH Bendixen, GM Smith und J Mead. Pattern of ventilation in young adults. *J Appl Physiol*, 19:195–198, 1964.

[3]   M Brandl. Praeoperative Atemphysiotherapie. *Anaesthesiologie und Intensivme-dizin*, 24:206–213, 1983.

[4]   CA Brown, IK Crombie, WCS Smith und H Tunstall-Pedoe. The impact of quitting smoking on symptoms of chronic bronchitis: results of the Scottish Heart Health Study. *Thorax*, 46:112–116, 1991.

[5]   R Castillo. Chest physical therapy: comparative efficacy of preoperative and post-operative in the elderly. *Arch Phys Med Rehabil*, 66:376–379, 1985.

[6]   BR Celli, KS Rodriguez und GL Snider. A controlled trial of intermittent positive pressure breathing, incentive spirometry, and deep breathing exercises in pre-venting pulmonary complications after abdominal surgery. *Am Rev Respir Dis*, 130:12–15, 1984.

[7]   TA Chuter, C Weissman, PM Starker und FE Gump. Effect of incentive spirometry on diaphragmatic function after surgery. *Surgery*, 105:488–493, 1989.

[8]   JM Crowe und CA Bradley. The effectiveness of incentive spirometry with physical therapy for high-risk patients after coronary artery bypass surgery. *Phys Ther*, 77:260–268, 1997.

[9]   BL Davies, JP MacLeod und HM Ogilvie. The efficacy of incentive spirometers in post-operative protocols for low-risk patients. *Can J Nurs Res*, 22:19–36, 1990.

[10] S Dohi und MI Gold. Comparison of two methods of postoperative respiratory care. *Chest*, 73:592–595, 1978.

[11] JL Dull und WL Dull. Are maximal inspiratory breathing exercises or incentive spirometry better than earlymobilization after cardiopulmonary bypass? *Phys Ther*, 63:655–659, 1983.

[12] L D Egbert und H H Bendixen. Effect of Morphine on Breathing Pattern. *JAMA*, 188:485–488, 1964.

[13] B G Ferris und D S Pollard. Effect of deep and quiet breathing on pulmonary compliance in man. *?*, Seiten 143–149, 1959.

[14] G T Ford, W A Whitelaw, T W Rosenal, P J Cruse und C A Günther. Diaphragm function after upper abdominal surgery in humans. *Am Rev Respir Dis*, 127:431–436, 1983.

[15] A B Froese und A C Bryan. Effects of anesthesia and paralysis on diaphragmatic mechanics in man. *Anesthesiology*, 41:242, 1974.

[16] L Frolund. Self-administered prophylactic postoperative positive expiratory pressure in thoracic surgery. *Acta Anaesthesiol Scand*, 30:381–385, 1986.

[17] GD Gale und DE Sanders. Incentive spirometry: its value after cardiac surgery. *Can Anaesth Soc J*, 27:475–480, 1980.

[18] JC Hall, J Tapper und R Tarala. The cost-efficiency of incentive spirometry after abdominal surgery. *Aust N Z J Surg*, 63:356–359, 1993.

[19] JC Hall, R Tarala, J Harris, J Tapper und K Christiasen. Incentive spirometry versus routine chest physiotherapy for prevention of pulmonary complications after abdominal surgery. *Lancet*, 337:953–956, 1991.

[20] C E Henling. Respiratory Management of the Cardiovascular Surgical Patient. *?*, Seiten 115–131.

[21] U M Ingwersen, K R Larsen, M T Bertelsen, K Kiil Nielsen, M Laub, J Sandermann und K Bach. Three different mask physiotherapy regimens for prevention of post-operative pulmonary complications after heart and pulmonary surgery. *Intensive Care Med*, 19:294–298, 1993.

[22] L I Iverson, R R Ecker und H E Fox. A comparative study of IPPB, the incentive spirometer, and blow bottles: the prevention of atelectasis following cardiac surgery. *Ann Thorac Surg*, 25:197–200, 1978.

[23] C V Jackson. Preoperative pulmonary evaluation. *Arch Intern Med*, 148:2120–2127, 1988.

[24] A Jaworski, SK Goldberg, MD Walkenstein, B Wilson und ML Lippman. Utility of immediate postlobectomy fiberoptic bronchoscopy in preventing atelectasis. *Chest*, 94:38–43, 1988.

[25] SC Jenkins, SA Soutar, JM Loukota, LC Johnson und J Moxham. Physiotherapy after coronary artery surgery: are breathing exercises necessary? *Thorax*, 44:634–639, 1989.

[26] D Johnson, C Kelm, D Thomson, B Burbridge und I Mayers. The effect of physical therapy on respiratory complications following cardiac valve surgery. *Chest*, 109:638–644, 1996.

[27] R Jung, J Wight, R Nusser und L Rosoff. Comparison of three methods of respiratory care following upper abdominal surgery. *Chest*, 78:31–35, 1980.

[28] K Kaneko, J Milic-Emili, M B Dolovich, A Dowson und D V Bates. Regional distribution of ventilation and perfusion as a function of body position. *J Appl Physiol*, 21:767–777, 1966.

[29] R G Latimer, M Dickman, W C Day, M L Gunn und C D Schmidt. Ventilatory Patterns and Pulmonary Complications after Upper Abdominal Surgery Determined by Preoperative and Postoperative Computerized Spirometry and Blood Gas Analysis. *Am J Surg*, 122:622–632, 1971.

[30] K Morgenroth. *Das Surfactantsystem der Lunge*. Walter de Gruyter, Berlin, 1986.

[31] H Nomori, R Kobayashi, G Fuyuno und S Morinaga. Preoperative respiratory muscle training. Assessment in thoracic surgery patients with special reference to postoperative pulmonary complications. *Chest*, 105:1782–1788, 1994.

[32] J F Nunn. *Applied respiratory physiology*. Butterworth, London, 1987.

[33] M O'Connor, MP Tattersall und JA Carter. An evaluation of the incentive spirometer to improve lung function after cholecystectomy. *Anaesthesia*, 43:785–787, 1988.

[34] M Oikkonen, K Karjalainen, V Kahara, R Kuosa und L Schavikin. Comparison of incentive spirometry and intermittent positive pressure breathing after coronary artery bypass graft. *Chest*, 99:60–65, 1991.

[35] WL Paul und JB Downs. Postoperative atelectasis: Intermittent positive pressure breathing, incentive spirometry, and face-mask positive end-expiratory pressure. *Arch Surg*, 116:861–863, 1981.

[36] J Pfenninger und F Roth. Intermittent positive pressure breathing (IPPB) versus incentive spirometer (IS) therapy in the postoperative period. *Intensive Care Med*, 3:279–281, 1977.

[37] G Postiaux. *Kinesitherapie respiratoire et auscultation pulmonaire*. De Boeck, Bruxelles, 1990.

[38] K Rehder. *Handbook of physiology: mechanics of breathing*, volume 2, Kapitel: Respiratory mechanics during anesthesia and mechanical ventilation, Seiten 737–. American Physiologic Society, Bethesda, 1986.

[39] K Richter Larsen, U Ingwersen, S Thode und S Jakobsen. Mask physiotherapy in patients after heart surgery: a controlled study. *Intensive Care Med*, 21:469–474, 1995.

[40] S E Ricksten, A Bengtsson, C Soderberg, M Thorden und H Kvist. Effects of periodic positive airway pressure by mask on postoperative pulmonary function. *Chest*, 89:774–781, 1986.

[41] G Roth. *Atelektase-Prophylaxe und -Behandlung: Skriptum Institut für Anästhesiologie und Intensivbehandlung.* Inselspital, 1990.

[42] C S Roussos, M Fixley, J Genest, M Cosio, S Kelly, R R Martin und L A Engel. Voluntary factors influencing the distribution of inspired gas. *Am Rev Resp Dis,* 116:457–467, 1977.

[43] E Rügheimer. *Aktuelle Aspekte und Trends de respiratorischen Therapie,* Kapitel: Postoperative Atemtherapie. Springer, Berlin, 1987.

[44] I Schwieger, Z Gamulin, A Forster, P Meyer, M Gemperle und PM Suter. Absence of benefit of incentive spirometry in low-risk patients undergoing elective cholecystectomy. A controlled randomized study. *Chest,* 89:652–656, 1986.

[45] MC Stock, JB Downs, PK Gauer, JM Alster und PB Imrey. Prevention of postoperative pulmonary complications with CPAP, incentive spirometry and conservative therapy. *Chest,* 87:151–157, 1985.

[46] JA Thomas und JM McIntosh. Are incentive spirometry, intermittent positive pressure breathing, and deep breathing exercises effective in the prevention of postoperative pulmonary complications after upper abdominal surgery? A systematic overview and meta-analysis. *Phys Ther,* 74:3–10, 1994.

[47] K van Ackeren. *Aktuelle Aspekte und Trends der respiratorischen Therapie,* Kapitel: Gestörte Lungenfunktion unter Narkosebeatmung. Springer, Berlin, 1987.

[48] J Vilaplana, A Sabate, R Ramon, V Gasolibe und R Villalonga. Ineffectiveness of incentive spirometry as coadjuvant of conventional physiotherapy for the prevention of postoperative respiratory complications after thoracic and esophageal surgery. *Rev Esp Anesthesiol Reanim,* 37:321–325, 1990.

[49] P Weiner, F Zeidan, D Zamir und B Pelled. Prophylactic inspiratory muscle training before coronary artery bypass graft. *Harefuah,* 129:225–228, 1995.

[50] G Wolff. *Atmung und Beatmung.* Springer, Berlin, 1983.

[51] B A Zikria, J L Spencer, T Michailoff, M S Broell und J M Kinney. Alterations in ventilatory function and breathing patterns following surgical trauma. *Ann Surg,* 179:1–7, 1974.

Reinigung des Bronchialbaumes

Kapitel **10**

Inhalt

Einführung

Die Reinigungsfunktion der Lunge ist eine Nebenaufgabe des Atemapparates. Eine intakte Reinigungsfunktion bildet aber eine wesentliche Voraussetzung zur Erfüllung der Hauptaufgabe des Atemapparates (dem Gasaustausch). Ein Versagen der Reinigungsfunktion führt zur Sekretretention, zur bronchialen Obstruktion bis hin zur Atelektase und damit zu einer Behinderung des Gasaustausches. Die Reinigung des Bronchialbaumes, das Entfernen von angesammeltem Sekret, ist deshalb ein wichtiger Teil der Atemphysiotherapie.

Begriffsbestim-
mung

Mit Absicht haben wir den bisher verwendeten Begriff «Sekretmobilisation»verlassen, weil wir für die Lungenperipherie keine «Mobilisationstechnik» anbieten können. Unter dem Begriff «Reinigung des Bronchialbaumes» lassen sich auch die therapeutischen Prinzipien zur Behandlung der Lungenperipherie sinnvoll besprechen. Der im romanischen Raum oft verwendete Begriff «Bronchialtoilette» ist im Deutschen aus Kontextgründen nicht einsetzbar.

Die physiologische Reinigungsfunktion der Lunge beinhaltet drei wichtige Elemente: Die celluläre Abwehr, die mucociliäre Clearance und den Husten.

Auf die celluläre Abwehr (vor allem durch Makrophagen), die in erster Linie in der respiratorischen Zone die Reinigung sicherstellt, wird hier nicht eingegangen, weil sie durch physiotherapeutische Massnahmen nicht beeinflusst werden kann. Die mucociliäre Clearance und der Husten werden mit einer kleinen Portion Physiologie kurz besprochen. Daran anschliessend werden die atemphysiotherapeutischen Möglichkeiten der Reinigung des Bronchialbaumes erörtert. Das Hauptgewicht liegt dabei bewusst auf den Grundprinzipien, spezielle Techniken (auch aus unserer Sicht ungeeignete Verfahren) werden vor dem Hintergrund der vorher erarbeiteten Prinzipien analysiert und bewertet.

Mucociliäre Clearance

Zwei Anteile machen die mucociliäre Clearance zu einem effizienten Reinigungssystem, das während einem Leben eine erstaunliche Transportleistung erbringt: Der Mucus (das Bronchialsekret) und das Flimmerepithel.

Flimmerepithel

Charakteristika der gesamten Mucosa der Atemwege, die bis in die terminalen Bronchien reicht, sind das Flimmerepithel und die schleimproduzierenden Anteile (Becher- und Clarazellen, submucöse Drüsen). Eine typische Zelle des Flimmerepithels trägt ca. 200–300 Zilien. Sie schlagen alle bewegungssynchron in Richtung des Oropharynx. Die von distal nach proximal zunehmende Schlagfrequenz von 10–20 Hz hat eine im gleichen Sinne zunehmende Transportgeschwindigkeit der auf den Zilien liegenden Schleimschicht zur Folge: In der Peripherie beträgt sie ca. 1 mm/min[7]. Pro Tag werden so beim Gesunden 10 ml Sekret nach zentral befördert und dort in der Regel geschluckt. Das Flimmerepithel der Nase trägt das Sekret mit einer Geschwindigkeit von 6mm/min in den Oropharynx[7].

Anatomie

Die Zilien, die in der flüssigen Solphase der Schleimschicht liegen, schlagen alle in typischer Art und Weise: Während dem eigentlichen Schlag strecken sie sich und dringen dadurch mit ihrer Spitze für kurze Zeit in die visköse Gelphase der Schleimschicht ein, die wie ein Teppich auf der Solphase aufliegt. Beim Zurückziehen rollen sie sich leicht ein und kommen nicht mit der Gelphase in Berührung[31].

ziliäre Bewegung

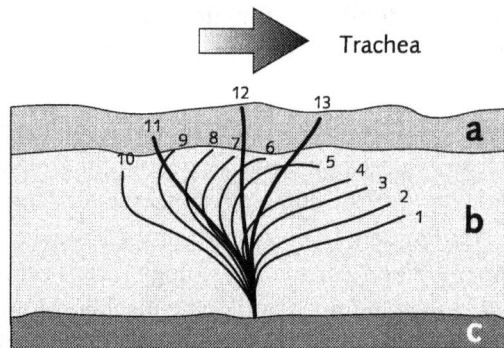

Abb. 10.1: Bewegungsablauf der Zilien: 1-10 = Erholungsphase; 11-13 = Schlagphase, a = Gelphase, b = Solphase, c = Epithel

Bronchialsekret

Die Schleimschicht, die auf der Mucosa liegt, ist zweiphasig:

Solphase ▨ Die periciliäre Phase, die *Solphase*, ist sehr flüssig, entspricht in seiner Viskosität ungefähr dem Serum und enthält keine Glycoproteine. Die Solphase bildet die Voraussetzung für die optimale Funktion der Zilien. Ist sie zu dünn, so werden die Zilien behindert, der Schlag wird ineffizient, das Förderband bleibt stehen. Ist sie zu dick, so schlagen die Zilien ins Leere.

Gelphase ▨ Die *Gelphase*, die auf der Solphase aufliegt, ist reich an hochpolymeren Glycoproteinen und Mucinen. Sie ist deshalb in hohem Masse visco-elastisch.

Eine wichtige Eigenschaft eines visco-elastischen Gels ist die *Thixotropie*: Durch einwirkende Scherkräfte sinkt die Viskosität des Gels, er wird flüssiger, durch Ruhe nimmt er seine ursprüngliche Konsistenz wieder an (bei gleichbleibendem Wassergehalt). Dieses Verhalten, das jede von uns in Form der nicht tropfenden Malfarbe kennt, ist für die Atemphysiotherapie von grosser Bedeutung. Durch maximale Bronchialkaliberschwankungen setzen wir das Sekret maximalen Scherkräften aus, die zu seiner Verflüssigung führen.

Die rheologischen Eigenschaften, die Fliesseigenschaften des Bronchialsekretes, hängen aber auch von weiteren Faktoren ab: Beispielsweise bilden einige Bakterien, die zu Infektionen führen, selbst Sekret (Bsp. Pseudomonas aeruginosa). Zentral ist aber auch der Wasserhaushalt des Körpers. Die Austrocknung der Schleimhäute bei einer Dehydratation trifft auch die Bronchialschleimhaut. Eine wichtige Voraussetzung für eine effiziente Reinigung des Bronchialbaumes ist deshalb die genügende Hydrierung («ein Glas Wasser vor der Therapie»).

Husten

Der Husten ist ein mehrphasig ablaufender Reflexmechanismus [15]:

■ Jedem Hustenstoss geht eine Inspiration voraus. Das eingeatmet Volumen ermöglicht erst die Erzeugung eines ausreichenden Drucks, bzw. Flows. Ohne spezielle Instruktion ist die Inspiration deutlich tiefer als das normale Atemzugvolumen.

Inspiration

■ Die Kompressionsphase wird durch den Verschluss der Glottis und die gleichzeitig beginnende maximale Aktivierung der Bauchmuskulatur eingeleitet. Der aktiv erfolgende Glottisschluss dauert nur ca. 0.2 s. Der subglottische Druck nimmt ebenso wie der abdominale, pleurale und alveoläre Druck massiv zu. Der abdominale Druck von bis 400 cm H_2O wird durch die gleichzeitige Aktivierung des Zwerchfells auf rund die Hälfte reduziert.

Kompression

■ Die Expulsionsphase beginnt mit dem aktiven Öffnen der Glottis. Die schlagartig einsetzende Exspiration mit einer starken Beschleunigung des Flows führt zu einem rapiden Zunahme des Staudruckes, der statische Druck nimmt entsprechend ab (Bernoulli!): zentral kommt es dadurch zu einem Kollaps der Atemwege. Diesen Vorgang versucht man mit dem Modell des Equal Pressure Points zu erklären.

Expulsion

Die Hustenfunktion kann durch einen verminderten abdominalen Druckaufbau massiv eingeschränkt sein. Typischerweise tritt dies vor allem bei restriktiven Störungen auf, zum Beispiel nach abdominalen Eingriffen (Schmerzhemmung) oder bei Querschnittgelähmten. Auch ein ungenügender Glottisschluss (vor allem bei neurologischen Erkrankungen) kann Ursache einer eingeschränkten Hustenfunktion sein.

Equal Pressure Point (EPP)

Im Modell des Equal Pressure Point (EPP) wird versucht, die Dynamik der elastischen und dadurch komprimierbaren Bronchialwände vereinfacht zu beschreiben[22].

■ Am Ende einer Exspiration finden wir in den Luftwegen und in den Alveolen denselben Druck wie in der Umgebungsluft (Athmosphärendruck). Intrathorakal herrscht leicht subathomsphärischer Druck, der Druckgradient nach aussen hält die Luftwege offen.

■ Bei Inspiration finden wir durch den stärker negativen intrapleuralen Druck einen verstärkten Druckgradienten nach aussen, die Luftwege öffnen sich weiter.

■ Auch bei normaler Exspiration bleibt der intraluminale Druck über dem weiterhin negativen intrathorakalen Druck (da normalerweise die Exspiration rein passiv erfolgt!), so dass der Druckgradient nach aussen bestehen bleibt.

ruhige Inspiration

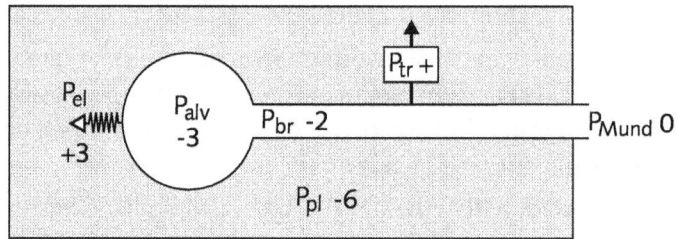

P_{el} +3 | P_{alv} -3 | P_{br} -2 | P_{tr} + | P_{Mund} 0 | P_{pl} -6

ruhige Exspiration

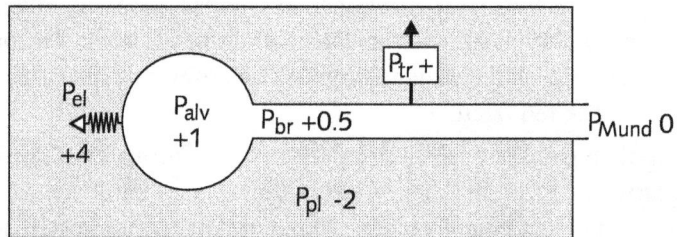

P_{el} +4 | P_{alv} +1 | P_{br} +0.5 | P_{tr} + | P_{Mund} 0 | P_{pl} -2

forcierte Exspiration

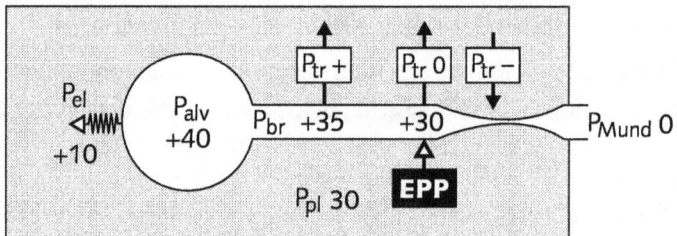

P_{el} +10 | P_{alv} +40 | P_{br} +35 | +30 | P_{tr} + | P_{tr} 0 | P_{tr} - | P_{Mund} 0 | P_{pl} 30 | EPP

Abb. 10.2: Modell des Equal Pressure Points EPP (Erklärung im Text). P_{el} elastische Retraktionskraft der Lunge, P_{pl} intrapleuraler Druck, P_{alv} intraalveolärer Druck, P_{br} intrabronchialer Druck, P_{tr} transmuraler Druck, EPP Equal Pressure Point

EPP bei forcierter Exspiration

▒ Bei forcierter Exspiration (wovon der Husten eine Sonderform darstellt) wird der intrapleurale Druck stark positiv. Der dadurch ebenfalls stark positive alveoläre Druck nimmt bis zum Mund auf 0 (Athmosphärendruck) ab. Man wird deshalb irgendwo im Bronchialbaum einen Punkt finden, an dem der nach zentral abnehmende intraluminale Druck dem intrathorakalen Druck gleich ist: Dieser Punkt wird als Equal Pressure Point (EPP) bezeichnet.

Distal des EPP ist der transmurale Druck positiv, der Druckgradient weist nach aussen, das Lumen der Luftwege bleibt offen. Proximal des EPP ist der transmurale Druck negativ, der Druckgradient verläuft von aussen nach innen: Die Luftwege kollabieren.

Der EPP liegt beim Gesunden bei vorausgegangener tiefer Inspiration im Bereich der Bifurkation. Bei forcierter Exspiration aus weniger tiefer Inspiration soll sich der EPP nach distal verschieben. In der Literatur werden Verschiebungen bis zur 5. oder 6. Generation als wahrscheinlich angegeben. Postiaux hat mittels Videoaufnahmen keine wesentliche Verschiebung des EPP bei forcierter Exspiration (Huffing), Husten aus VC oder Salvenhusten feststellen können[25].

Eine mögliche Begründung für dieses Verhalten liegt im Strömungsgesetz von Bernoulli und (damit zusammenhängend) in der speziellen Geometrie des Bronchialbaums. Nach Bernoulli gilt

Gesetz von Bernoulli

$$p_1 + \varrho v_1^2/2 = p_2 + \varrho v_2^2/2 = p_0$$

mit p = statischer Druck, ϱ = Dichte des Fluids, $\varrho v^2/2$ = Staudruck, p_0 = Gesamtdruck.

Der Gesamtdruck einer idealen Strömung ist konstant und setzt sich aus dem statischen Druck und dem Staudruck (dem dynamischen Druck) zusammen. Durch die exponentielle Abnahme des Gesamtquerschnitts aller Bronchien zum Zentrum hin nimmt der Staudruck bei forcierter Exspiration im zentralen Bronchialbaum stark zu, der statische Druck nimmt entsprechend ab. In der Trachea führt dies zur Einstülpung der Membrana tracheae, zur weiteren Verringerung des Tracheallumens und damit zur erneuten Erhöhung der Strömungsgeschwindigkeit – gleichbedeutend mit einer weiteren Erhöhung des Staudrucks. Durch die Ausstattung der Trachea mit einer Membran kommt es dort eher zum Kollaps als in den rundum von Knorpel gestützten Stammbronchien.

Prinzipien der Reinigung des Bronchialbaumes

Aus dem vorausgegangenen Abschnitt sollte klar geworden sein, dass die normale mucociliäre Clearance, die bei Sekretretention in der Regel gestört ist, wieder etabliert und stimuliert werden sollte. Das EPP-Modell gibt einen Hinweis darauf, dass mit Husten und verwandten Techniken in erster Linie zentral liegender Schleim expektoriert werden kann. Distal des EPP liegender Schleim wird dadurch kaum beeinflusst.

Die atemphysiotherapeutischen Massnahmen zur Reinigung des Bronchialbaumes können folgendermassen gegliedert werden:

therapeutische Möglichkeiten

▧ Techniken zur Verbesserung der mucociliären Clearance,

▧ Massnahmen zur Elimination von Sekret

▧ Techniken zur Zentralisation von Sekret

▧ Massnahmen zur Behandlung der Lungenperipherie

Stimulation der mucociliären Clearance

Die mucociliäre Clearance kann auf verschiedene Art und Weise verbessert werden:

Erhöhung der
Schlagfrequenz

▨ Die Erhöhung der Frequenz der Schlagbewegung der Zilien wird durch Medikamente erreicht. Als Beispiel seien die Gruppe der β2-Sympathikomimetika (Bsp. Salbutamol) genannt, die topisch mittels Inhalation appliziert werden können.

▨ Die Effizienz der Schlagbewegung der Cilien hängt, wie bereits besprochen, wesentlich von der Qualität und Quantität der periciliären Solphase ab. Eine ausreichende Hydrierung des Körpers bildet deshalb eine wichtige Voraussetzung zur optimalen mucociliären Clearance (soweit sie nicht wegen kardiogener oder nephrogener Komplikationen kontraindiziert ist!). Aminophylline und weitere Stoffe führen unter anderem zu einem erhöhten Wassertransport in das Bronchiallumen und damit zu einer Verflüssigung der Solphase des Bronchialschleimes.

Verflüssigung

▨ Die topische oder systemische Applikation von sogenannten Sekretolytika ist seit ihrer Einführung stark umstritten. Während die topische Applikation mittels Inhalation wegen ihrer stark irritierenden Wirkung auf die Bronchialschleimhaut mehrheitlich aufgegeben wurde, bleibt die systemische Anwendung ein gut bearbeiteter Milliardenmarkt. Das Aufbrechen langer Glykoproteinketten und die damit erreichte «Verflüssigung» ist wohl erwünscht, allerdings ist unklar, wie stark die reaktive Hypersekretion tatsächlich ist. Der Einsatz dieser Medikamente ist erst sinnvoll, wenn die andern Möglichkeiten (Inhalation von β2-Sympathikomimetika, genügende Hydrierung, «mechanische» Verflüssigung) zu keinem genügenden Resultat führen.

Sekretolytika

▨ Bronchialsekret kann aber auch «mechanisch» verflüssigt werden. Die Eigenschaft der Thixotropie ermöglicht es uns, durch Erzeugung von maximalen Scherkräften die viscoelastische Gelphase zu verflüssigen. Als Scherkräfte wirken können

Scherkräfte

– die Bewegungen der Bronchien (Bronchialkaliberschwankung, Verlängerung / Verkürzung),

– die Reibung bei hohem intraluminalem Flow.

Grosse Bronchialkaliberschwankungen erzielt man am einfachsten durch maximale Ein- und Ausatmungen. Durch die Gravitation ist die grösste Bewegung in den schwerkraftabhängigen, untenliegenden Lungenabschnitten zu erwarten. Dieser «Schwerkrafteffekt» ist bei Erwachsenen in Seitenlage, bei Säuglingen aber in Rückenlage am ausgeprägtesten[25, 30]. Der Flow, der notwendig ist, um durch die Reibung eine genügende Schwerwirkung auf das Sekret auszuüben, wird aufgrund der zur Peripherie hin rasch zunehmenden Gesamtquerschnittsfläche aller Atemwege nur in den proximalen Atemwegen erreicht und wird zur Behandlung der distalen und peripheren Lunge keine Rolle spielen können[35].

Elimination von Sekret

Sobald das Sekret genügend zentralisiert worden ist, muss es aus dem Bronchialtrakt herausbefördert werden. Physiologischerweise geschieht dies durch einen Hustenstoss. Alternativ wird das «Huffen» eingesetzt (eine maximale Exspiration ohne vorangehenden Glottisschluss). Meist gelingt dies ohne wesentliches Zutun der Physiotherapie.

Husten / Huffen

Der Erfolg dieser Manöver hängt von verschiedenen Faktoren ab:

- von der Konsistenz des zu eliminierenden Bronchialsekrets
- von der Lokalisation des zu eliminierenden Bronchialsekrets
- von den in der Lunge wirkenden elastischen Kräften
- von der vom Patientin aufgewendeten Kraft

Ist das Sekret wenig elastisch und sehr viskös, so ist das Abscheren des Sekrets von der Bronchialwand wesentlich erschwert, der Schleim bleibt an der Bronchialwand sitzen. Aber auch hochelastisches Bronchialsekret (bsp. bei der Asthmatikerin) ist kaum mobilisierbar.

Sehr oft liegt das Sekret noch zu wenig zentral, wenn zur Expektoration übergangen wird. Dies mag mit der Ungeduld der Physiotherapeutin zusammenhängen, die eine zentralisierende Technik nicht lange genug anwendet, häufig aber auch mit dem früh auftretenden Hustenreflex. Die Patientin muss unbedingt aufgefordert werden, das Husten solange wie möglich zu unterdrücken – ein nicht leichtes Unterfangen. Die Exspiration mit der Lippenbremse oder der Einsatz von Exspirationswiderständen (Flutter, PEEP, PEP) kann in diesen Fällen helfen.

Lokalisation

Kann die Patientin nicht genügend Kraft für den Hustenstoss aufwenden, so ist eine Expektoration kaum mehr möglich. Sicherlich müssen die zugrundeliegenden Ursachen gesucht und – falls möglich – sofort behandelt werden (beispielsweise Schmerzen). Ist eine Ermüdung die Ursache, so kann versucht werden, mit manueller Hustenunterstützung eine Sekretelimination zu erzielen, falls dies nicht zum Ziel führt, muss der Hustenreflex durch intratracheales Absaugen ausgelöst werden.

Hustenstoss

Zentralisation des Bronchialsekrets

Sprechen wir von «Zentralisation», so beziehen wir uns explizit auf den *distalen* Bronchialbaum. Sekret in der Lungenperipherie kann nicht mobilisiert werden, die Behandlung der Lungenperipherie wird im nächsten Abschnitt besprochen.

distaler Bronchialbaum

Wie bereits aus dem Kapitel «Auskultation» bekannt, finden wir in der distalen Lunge nur einen sehr kleinen, in der Peripherie überhaupt keinen Flow vor. Die Vorstellung, dass Sekret in der distalen und peripheren Lunge von der Luftströmung «mitgerissen» werden könnte, entspricht keineswegs den physiologischen Gegebenheiten. Postiaux hat für die distale Lunge zwei grundlegende Prinzipien zur Zentralisation von Bronchialsekret postuliert – das Druck- und das Flowprinzip[25].

Druckprinzip ▨ Das *Druckprinzip* kann am ehesten am Beispiel eines Trinkhalms erklärt werden: Betrachten wir einen Flüssigkeitstropfen in einem Trinkhalm, der das Lumen ausfüllt, und blasen sehr langsam in diesen Trinkhalm hinein, so wird der Tropfen durch den erhöhten Druck zum anderen Ende des Trinkhalms geschoben.

In der Praxis könnte man sich dies folgendermassen vorstellen (Abbildung **10.3**): Bei Inspiration vergrössert sich das Lumen der Luftwege, Atemluft strömt am Sekret vorbei in Richtung Alveolarraum. Das Sekret bleibt an Ort liegen, da die Geschwindigkeit der Luft zu gering ist, um Sekret durch Reibung nach peripher zu treiben. Liegt genügend Sekret in der Bronchiole, so wird dieses das Lumen irgendeinmal im Verlauf der Exspiration verschliessen (da der Bronchialquerschnitt bei Exspiration wieder kleiner wird). Wird die Exspiration jetzt fortgesetzt, presst das hinter dem Sekret liegende Gasreservoir das Sekret nach zentral. Bei der nächsten Inspiration wird sich die Bronchiole wieder öffnen (mit einem Rasselgeräusch!), falls die Einatmung langsam und tief genug ist.

Voraussetzungen Das «Druck-Prinzip» kennt zwei wesentliche Voraussetzungen:

- genügend Luft im Alveolargebiet hinter dem Sekret
- Verschluss der Bronchiole während der Exspiration und nachfolgende weitere Deflation

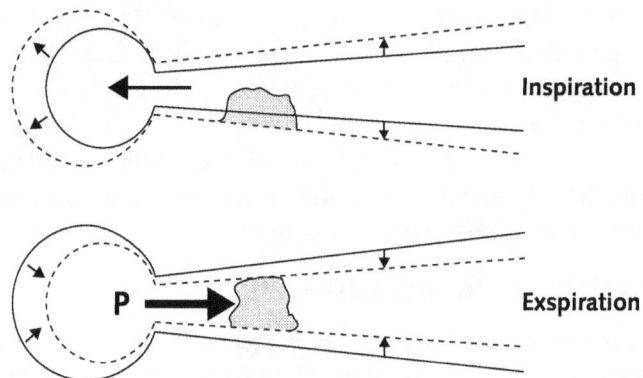

Abb. 10.3: Druckprinzip zur Sekretmobilisation von distal liegendem Sekret (Erklärung im Text)

In der Praxis erfordert dies   Technik

- eine lange, tiefe Inspiration, kombiniert mit einer endinspiratorischen Pause, um durch die Kollateralventilation und die Umverteilung auch obstruierte Lungenpartien zu füllen,

- eine maximale Deflation der Lunge, wobei der erwünschte Verschluss
  der Bronchiolen durch Sekret vor allem in den abhängigen Arealen
  der Lunge zustande kommen wird. Die betroffene Seite wird deshalb mit Vorteil infralateral, abhängig gelagert werden [17, 25].

Zu beachten ist in diesem Zusammenhang, dass Säuglinge und Klein-
kinder noch keine Kollateralventilation besitzen. Die Umverteilung
dauert entsprechend länger, die hohe Atemfrequenz lässt die Umverteilung aber kaum zu – Grund für die gravierenden Atemprobleme von
Säuglingen bei distalen und peripheren Lungeprozessen!

▨ Sobald genügend Flow vorhanden ist, kann Sekret auch durch die Reibung zentralisiert werden – *Flowprinzip*. Im Extremfall geschieht dies   Flowprinzip
beim Husten, wobei nicht zu visköses Sekret mit hoher Geschwindigkeit als Suspension, als Nebel ausgehustet wird (daher auch der Begriff
Tröpfcheninfektion!) – wir befassen uns aber im Moment mit der Zentralisation und nicht mit der Elimination von Sekret! Das Flowprinzip
kennt drei Voraussetzungen: Voraussetzungen

- genügend Luft im Alveolarraum hinter dem Sekret,

- genügend grosser Flow, damit Sekret mitgerissen wird,

- nicht zu hoher Flow, damit kein Bronchialkollaps entsteht.

In der Praxis erfordert dies   Technik

- wiederum eine lange, tiefe Inspiration, kombiniert mit einer endinspiratorischen Pause, um durch die Kollateralventilation und die

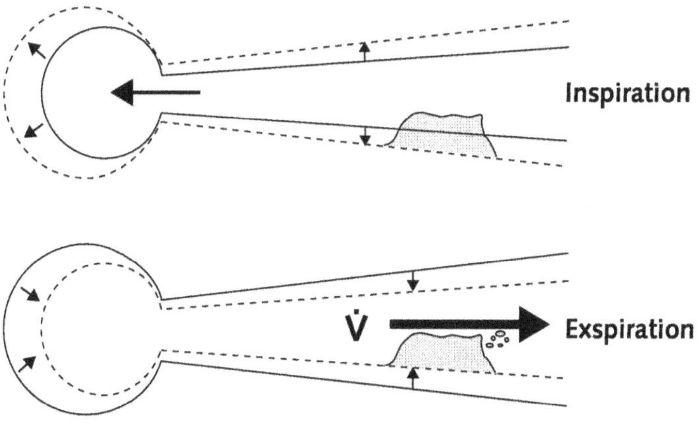

Abb. 10.4: Flowprinzip der Serketmobilisation zur Mobilisation von proximal
liegendem Sekret

Umverteilung auch obstruierte Lungenpartien zu füllen, (Ausnahmen von dieser Regel werden wir später besprechen)

– eine leicht beschleunigte Exspiration mit offener Glottis

transient flow

Wird aus weniger tiefer Inspiration eine maximal forcierte Exspiration ausgeführt, so wird für kurze Zeit (20-30 ms) ein höherer Flow erreicht, als dies aus der normalen MEFV-Kurve erwartet werden könnte. Anschliessend sind sich die beiden Kurven wieder gleich. Dieser Effekt wird als *Transient flow* bezeichnet. Dieses Phänomen ist bei kleineren Lungenvolumina und vor allem bei chronisch obstruktiven Patientinnen (insbesondere bei CF-Patientinnen), die eine verstärkte Flow-Limitierung aufweisen, wesentlich ausgeprägter. Bei diesen Patientinnen erreicht man durch eine kontrollierte, hauchende Ausatmung einen höheren Flow, als durch eine maximale Exspiration (Abbildung **10.5**)[5, 26].

In der Praxis muss also ein möglichst grosser Flow gesucht werden, ohne dass es zum Bronchialkollaps kommt. Bewährt haben sich eine Exspiration durch die offene Glottis und ein kontinuierlicher Aufbau der Exspirationsgeschwindigkeit, zu Beginn ein leichtes «Fallenlassen» der Einatemmuskulatur, später eine zunehmend forciertere Exspiration bis hin zum Huffen.

Der Übergang vom Druckprinzip zum Flowprinzip ist verständlicherweise fliessend. Da die Einteilung «proximal – distal» und «Flowprinzip – Druckprinzip» weder deckungsgleich noch anatomisch genau zu definieren ist, muss eine Behandlungssequenz zur Zentralisation von Bronchialsekret normalerweise beiden Prinzipien gerecht werden.

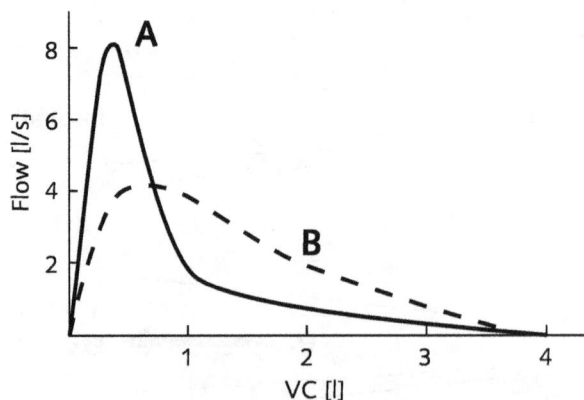

Abb. 10.5: Veränderung der Flow-Kurven bei obstruktiven Patienten: Bei langsamer Exspiration mit offener Glottis (**B**) über grosse Strecken grösserer Flow als bei forcierter Exspiration (**A**) (modifiziert nach [26])

▓ Bei cavitären Prozessen mit grossen Schleimmengen und bei sehr flüssigem Sekret kann möglicherweise eine Vertikalisation des betreffenden Bronchialabschnittes effizient sein. Diese Technik ist unter dem Begriff Drainagelagerung (Postural Drainage) bekannt und wird unter diesem Stichwort anschliessend besprochen. *Vertikalisation*

Behandlung der Lungenperipherie

Bevor das (einfache) Therapieprinzip erläutert wird, erscheint es mir sinnvoll, einige wichtige Fakten noch einmal aufzulisten:

▓ Die respiratorische Zone der Lunge besitzt kein Flimmerepithel und wird physiologischerweise durch Makrophagen und das Lymphsystem der Lunge gereinigt,

▓ periphere Prozess, durch die Lungenauskultation anhand feiner Rasselgeräusche als solche bestimmt, haben eher selten etwas mit Bronchialsekret zu tun – Lungenoedem, Lungenfibrose, Bronchiolitis etc.!,

▓ typische periphere Prozesse mit Bronchialsekret sind Pneumonie und Atelektase,

▓ das Flowprinzip kann in der Peripherie nicht wirken, weil dort kein Flow mehr zustande kommt,

▓ das Druckprinzip kann in der Peripherie nicht wirken, weil das periphere Luftreservoir zu klein ist.

Aus diesen wenigen Fakten kann unschwer abgeleitet werden, dass es keine Möglichkeit gibt, Sekret aus der Peripherie zu zentralisieren – dies wäre wahrscheinlich auch unphysiologisch, weil die zelluläre Reinigung sehr effizient ist. Die therapeutischen Bemühungen für diese Zone der Lunge werden sich darauf beschränken müssen, die Luftwege soweit wie möglich *offenzuhalten*. Man erinnere sich an das Konzept von abhängigen und unabhängigen Lungenarealen: Wird die betroffene Seite unabhängig gelagert, so wird dieses Gebiet aus dem Bereich des Verschlussvolumens herausgeholt, das Gebiet bleibt auch bei ruhiger Atmung «relativ» offen. Kombiniert man diese Lagerung zusätzlich mit langsamen maximalen Inspirationen mit langen endinspiratorischen Pausen (Kollateralventilation!), so haben wir bereits eine Technik erarbeitet, mit der die Lungenperipherie effizient behandelt werden kann. *Luftwege offenhalten*

Synthese

Wir haben für vier Elemente der Reinigung des Bronchialbaumes Grundprinzipien erarbeitet: Verbesserung der mucociliären Clearance, Elimination von Sekret, Zentralisation von Bronchialsekret und Behandlung der Lungenperipherie. Die Auswahl der einzusetzenden Prinzipien hängt selbstverständlich von der vorausgehenden Untersuchung ab, Leituntersuchung ist die Lungenauskultation.

Überblick

▨ Die optimale Hydrierung und die Applikation von Medikamenten zur Verbesserung der mucociliären Clearance bzw. zum Abbau eines vorhandenen Bronchospasmus sind in der Regel problemlos möglich und bilden eine optimale Vorbereitung auf die Sekretmobilisation.

▨ Wird Sekret im proximalen Bronchialbaum gefunden (grobe Rasselgeräusche, nicht lageabhängig), so sind die Prinzipien der Sekretelimination anzuwenden. Meist geschieht dies spontan, andernfalls müssen mögliche Ursachen für den fehlenden Hustenreflex gesucht werden.

▨ Sekret im distalen Bereich (grobe Rasselgeräusche, lageabhängig) muss zuerst zentralisiert werden (Druck- und Flowprinzip), bevor es eliminiert werden kann.

▨ Sekret im peripheren Bereich (feine Rasselgeräusche, lageabhängig) kann nicht zentralisiert werden, für diese Zone ist das Offenhalten der Luftwege das einzig gültige Therapieprinzip.

Umverteilung

Immer wieder war bisher die Rede von Kollateralventilation, Umverteilung und Zeitfaktor. Stellen wir uns zwei Lungenabschnitte vor, einer frei, der andere mit Sekret oder aus andern Gründen obstruiert (Abbildung **10.6**), so wird bei einer normalen Einatmung die Luft in erster Linie in den nicht obstruierten, den «schnellen» Abschnitt fliessen. Durch den erhöhten Widerstand (bedingt durch die Obstruktion) erreicht weniger Luft den «langsamen» Abschnitt. Durch das «Inflation hold» (Verharren in Inspirationsstellung) wird durch die Kollateralventilation und durch den intrabronchialen Druckausgleich eine gleichmässige Füllung beider Areale ermöglicht. Bei Säuglingen fehlt die Kollateralventilation noch beinahe vollständig – daher das erhöhte Risiko bei dieser Altersgruppe für respiratorische Infekte!

Basistechniken

Aus den erarbeiteten Prinzipien können nun ohne weiteres einfache therapeutische Techniken für jede zu behandelnde Etage erarbeitet werden:

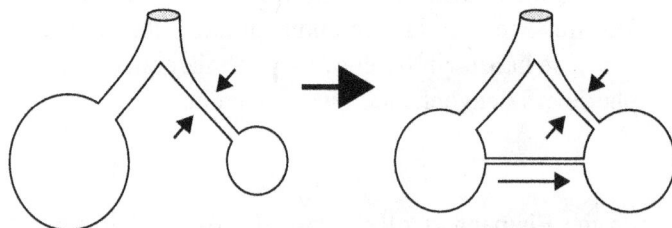

Abb. 10.6: Prinzip der Umverteilung (Redistribution) über die Kollateralventilation: Obstruktion verhindert eine gleich schnelle Füllung (links), Umverteilung bei langsamer Inspiration oder «Inflation hold» (rechts)

▨ Auf die proximale Etage muss nicht näher eingetreten werden: Das Husten bzw. Huffen mag als Angabe für eine einfache Technik genügen ...

▨ Zur Behandlung der distalen Etage machen wir uns verschiedene Effekte zunutze: distale Etage

  - betroffene Seite in Seitenlage *infralateral* lagern (verstärkte Bronchialkaliberschwankung, Druckprinzip, mehr Dynamik)

  - maximale, ruhige Inspiration mit Inflation hold (Kollateralventilation, Luft hinter Sekret)

  - ruhige, maximale Exspiration durch offene Glottis bis zur völligen Deflation (Druckprinzip)

  - Exspiration beschleunigen, ohne Kollaps (Flowprinzip)

  - 10–15 Zyklen bis während Ausatmung deutliche Krepitationen hörbar sind bzw. deutlicher Hustenreiz auftritt

▨ Die therapeutische Technik für die Lungenperipherie ist genau so einfach: Peripherie

  - betroffene Seite in Seitenlage *supralateral* lagern

  - maximale, ruhige Inspiration mit Inflation hold (Kollateralventilation)

  - ruhige Exspiration bis auf FRC, ev. mit exspiratorischem Widerstand

  - 10–20 Minuten, wenn möglich stündlich

  - ev. mit Druckbeatmung (CPAP etc.) kombinieren

In den folgenden Abschnitten werden verschiedene Techniken zur Reinigung des Bronchialbaums vorgestellt. Einzelne werden vor allem zur Zentralisation von Bronchialsekret eingesetzt, andere nur zur Evakuierung, noch einmal andere versuchen, alle zuvor besprochenen Elemente der Sekretmobilisation zu vereinigen. Bei jeder Technik muss untersucht werden, welche Etage gereinigt werden kann. Die Beschreibung dieser Techniken soll nicht zum «Auswendiglernen» einer Technik führen – entsprechend werden die Techniken nur grob analysiert. Viel wichtiger ist die Kenntnis der therapeutischen Prinzipien – so kann die ideale Technik je nach Zustand und Probleme der Patientin ausgewählt werden.

Maximale Inspiration mit tiefem Flow (MITF)

Indikation

Diese Technik, die von POSTIAUX eingeführt wurde, bezweckt die Eröffnung von peripheren Lungenbezirke[25]. Sie wird bei Auftreten hochfrequenter Rasselgeräusche, bei Vorliegen von pathologischem Bronchialatmen bzw. bei einseitiger Abschwächung normaler Atemgeräusche eingesetzt, die auf eine periphere Obstruktion bzw. auf eine Atelektase schliessen lassen.

Technik

▪ Der zu behandelnde Lungenflügel wird supralateral gelagert,

▪ die Patientin wird aufgefordert, (wenn möglich) durch die Nase gleichmässig einzuatmen und die Einatembewegung solange als möglich fortzusetzen (Zeitfaktor = Verteilung!).

▪ Der obenliegende Arm wird über den Kopf gelegt, um damit eine zusätzliche Dehnung der supralateralen Thoraxhälfte zu erreichen. Die Therapeutin legt die Hände auf de Beckenkamm und auf die obere Thoraxhälfte. Während der Einatmung fixiert die untere Hand den Beckenring, die obere versucht, die obere Thoraxhälfte in eine vermehrte Inspirationsstellung zu ziehen. Zu Beginn wird der Patient zusätzlich verbal geführt, später wird die manuelle Stimulation alleine genügen.

Dosierung

Die Patientin sollte diese sehr einfache Übung möglichst bald stündlich selbstständig ausführen. Idealerweise verbleibt sie jeweils für 15-20 Minuten in dieser Position, um die dadurch erzielte Dehnung möglichst lange anhalten zu lassen. Patienten, die eine zusätzliche Stimulation benötigen, kann mit einem sogenannten Atemtrainer (Respirex II, Voldyne, Mediflow...) als «Erinnerungshilfe» geholfen werden. Die dadurch bedingte Einatmung durch den Mund entspricht aber nicht mehr der physiologischen Einatmung, die Befeuchtung und Erwärmung der Einatmungsluft durch die Nase entfällt! Alternativ kann der Patient aufgefordert werden, eine Art Tagebuch zu führen (bei jedem Mal üben Zeit eintragen). Eine optimale Kooperation mit dem Pflegeteam ist in jedem Falle die Voraussetzung für einen optimalen Therapieerfolg: Die Patientin muss immer wieder aufgefordert werden, die Übungen auszuführen, möglicherweise muss ihr bei der Lagerung jeweils geholfen werden.

CAVE: Hyperventilation. Da bei jedem Atemzug ein zur normalen Atmung deutlich vergrössertes Atemzugvolumen einatmet wird, muss auf eine tiefe Frequenz geachtet werden. Bei richtiger Ausführung (langes Einatmen, «no chli, no chli . . .») sollte das Minutenvolumen ungefähr gleichbleiben.

Bewertung

Der Wert der MITF besteht in der dadurch möglichen Behandlung der Lungenperipherie: *MITF stellt die einzig sinnvolle atemphysiotherapeutische Technik für die Behandlung der Pneumonie im initialen Stadium dar!*

Langsame Exspiration, Glottis offen, Seitenlage (LEGOS)

Diese ebenfalls von POSTIAUX entwickelte Technik basiert, ebenso wie die oben besprochene MITF, auf dem Etagenprinzip der Lungenauskultation[25]. Behandelt wird damit in erster Linie die distale Lunge (auskultatorisch gleichzusetzen mit groben, therapie- und lageabhängigen Rasselgeräuschen).

Indikation

- Entsprechend der bekannten Wirkung der Schwerkraft auf die Lunge wird die zu behandelnde Seite bei dieser Technik infralateral gelagert: Wir erreichen damit die zuvor geforderte verstärkte Deflation sowie eine verstärkte Bewegung im betroffenen Lungenabschnitt.

Technik

- Eine tiefe, ruhige Inspiration mit «inflation hold» bringt durch das Verteilungsprinzip und die Kollateralventilation Luft hinter möglichst viele durch Schleim obstruierte Lungenbezirke.

- Eine ruhige Exspiration mit offener Glottis bis auf das Residualvolumen, die durch die Therapeutin unterstützt wird, führt zur maximalen Deflation der infralateralen Lunge und damit zum optimalen Einsatz des Druckprinzips. Die Ausatmung soll in der ersten Phase passiv erfolgen (entsprechend etwa einem Seufzer) und nicht künstlich gebremst werden.

- Die Patientin in Seitenlage legt den oberen Arm über ihren Thorax (der Arm soll nicht über den Kopf gelegt werden – dies führt zur Dehnung der oberen Seite, die hier nicht erforderlich ist).

- Die Therapeutin steht hinter der Patientin und legt die kranial liegende Hand lateral auf die obere Thoraxhälfte.

- Die kaudal liegende Hand wird von ventral zwischen Beckenkamm und Rippenbogen der infralateralen Seite gelegt.

- Die Exspiration der Patientin wird durch Zug der unteren Hand und gleichzeitigem Abstützen der oberen Hand unterstützt: Das Abdomen wird in den Thorax gepresst.

- Nach ca. 6–8 Zyklen wird die Exspirationsstromstärke bei jedem Zyklus erhöht, bis man langsam in den Bereich des Huffens gerät.

Der Therapeutin wird die Arbeit erleichtert, wenn die Patientin mit ihrem Rücken nahe der Bettkante liegt und am Rumpf der Therapeutin anlehnen kann.

Das Prinzip der verlängerten Ausatmung zur möglichst grossen Deflation kann bei Patientinnen, die nicht auf die Seite drehen können, auch in Rückenlage angewandt werden. Man vergibt sich dadurch zwar den Vorteil, dass die Bauchblase in Seitenlage die untere Zwerchfellkuppel bereits in beträchtlichem Masse nach kranial verschiebt, die Technik ist aber auch in dieser Ausgangsstellung noch effizient.

Die Therapeutin legt dazu ihre Hände möglichst flächig auf den Thorax (ca. Sternummitte) und unterhalb des Bauchnabels auf das Abdomen. Die Gegeneinanderbewegung der beiden Hände verlagert das Abdomen soweit möglich in die Thoraxhöhle.

LEGOS am Tubus Auf der Intensivstation lassen sich beide Techniken auch bei intubierten Patientinnen anwenden. Der Tubus garantiert die offene Glottis – ein Absprechen mit dem Pflegepersonal ist aber unabdingbar! Je nach momentaner Ventilatoreinstellung muss dieser für die Therapie umgestellt werden – dies setzt meist ein intensives Monitoring voraus.

Dosierung Bei beiden Varianten werden zuerst mehrere Sequenzen mit ruhiger Ausatmung durchgeführt. Bei Auftreten von leichtem «Bläterle» am Mund wird die Ausatmung sukzessive beschleunigt, aber nach wie vor bis auf das RV geführt, bis die Patientin das Husten nicht mehr unterdrücken kann. Das Beschleunigen darf aber nicht zu früh erfolgen, weil bei zu früh auftretendem Hustenreiz der Schleim in der Lunge verbleibt. Mit Vorteil versucht die Patientin, den Schleim nicht mit einem Hustenstoss, sondern durch Huffen zu expektorieren. Dies gilt in erster Linie für stark obstruktive Patienten (Emphysematiker!), die durch den weit peripher liegenden EPP einen ineffizienten Hustenstoss aufweisen.

Bei diesen «Kollaps-Patientinnen» muss oft auch auf die Technik der «offenen Glottis» verzichtet werden. Die Ausatmung ohne Gegendruck führt zum frühen Kollaps der Luftwege – aus diesen Arealen wird kein Sekret mehr mobilisiert werden können. Diese Patientinnen benutzen vielfach spontan die Lippenbremse: Der dadurch erhöhte intrabronchiale Druck führt zu einer «Schienung» der Luftwege, die somit länger offen bleiben.

Bewertung LEGOS ist eine effiziente, für die Patientin eher passive Therapie zur Behandlung von Sekretretention der distalen Lunge. Die Technik ist einfacher zu vermitteln als beispielsweise die Autogene Drainage.

Husten und Huffen

Der Husten ist die natürliche Art der Expektoration – hier werden somit in erster Linie Ergänzungen angebracht. So paradox es klingen mag – der Husten als Schlusspunkt unserer Bemühungen muss solange als möglich hinausgezögert werden. Das zu expektorierende Sekret soll durch beschleunigten Flow (möglichst mit Verhindern eines Bronchialkollapses) so weit als möglich zentralisiert werden. Liegt das Sekret genügend zentral, so genügt in der Regel ein Hustenstoss zur Expektoration, andernfalls zeigt gerade der obstruktive Patient eine Hustensalve, die durch den dadurch entstehenden thorakalen Überdruck auch die Kreislauffunktion ernsthaft kompromittieren kann. Emphysematiker mit einem weit peripher liegenden EPP bringen durch den Hustenstoss die Bronchien zum

beinahe vollständigen Kollaps und müssen teilweise das Sekret richtig-
gehend «hochpressen».

Bei postoperativ zu behandelnden Patienten mit Bauch- und Thorax-
schnitten sind die Narbengebiete verständlicherweise sehr schmerzhaft.
Die manuelle Fixation (Kompression) der Narbe kann eine wesentliche   Narbenfixation
Erleichterung bringen, wenn sie richtig ausgeführt wird. Für alle Fixa-
tionen gilt, dass die Hände nicht nur auf die Narbe gelegt werden sollen, sondern dass zusätzlich ein die Narbe komprimierender Zug ausgeübt werden muss. Durch den abdominalen bzw. thorakalen Druck hat die
Narbe die Tendenz zu klaffen – mit Druck von beiden Seiten kann dem
entgegengewirkt werden. Bei grossen Narben, die manuell nur ungenügend fixiert werden können oder bei Rippenserienfrakturen hat sich die
Fixation mittels einem Tuch (bsp. kleine Unterlage) bewährt. Dadurch
verteilt sich der Druck besser auf die grosse Fläche.

Das Huffen gehört in den frankophonen Ländern zu den Grundtechni-
ken der Sekretmobilisation und fand im anglosaxonen Raum als Teil der
«Forced expiratory Technique» (heute »Active Cycle of Breathing Technique») Verbreitung. Bei vielen Patientinnen ebenso effektiv wie ein
Hustenstoss, ist diese Technik oft wesentlich weniger schmerzhaft. Sie ist
deshalb postoperativ sehr gut einsetzbar. Chronisch obstruktive Patienten   Bewertung
mit exzessivem Husten können durch eine richtige Expektorationstech-
nik in Richtung Huffen oft beträchtlich Energie einsparen. Dieser Aspekt
ist vor allem bei Patienten von Bedeutung, die in der terminalen Phase der Erkrankung global ateminsuffizient sind. Ein verlängertes Huffen,
bei dem der Schleim hochgepresst wird, ist dann die angepasste Technik
zur Sekretelimination.

Autogene Drainage

Die autogene Drainage, die CHEVAILLIER in seiner Arbeit mit an cystischer Fibrose (CF) erkrankten Patientinnen entwickelt hat, ist ein akti-
ves, der LEGOS sehr ähnliches Verfahren, das die Patientin befähigt, ihre
Bronchialtoilette selbst auszuführen[5]. Die Technik richtet sich in erster   Indikation
Linie auf die distale Lunge aus.

Nach Chevaillier liegt einer optimalen Sekretclearance neben der intakten ziliären Funktion ein genügend grosser exspiratorischer Flow zugrunde. Ziel der autogenen Drainage ist es, in den verschiedenen Generationen des Bronchialbaumes einen höchstmöglichen Flow zu erzielen.
Wie wir bei der Besprechung des EPP bereits gesehen haben, ist dieses
Ziel mit einer maximal forcierten Exspiration aus vollem Inspirium nur
für die zentralsten Anteile des Bronchialbaumes zu erreichen. Der Kollaps der Bronchien führt peripher des EPP zu einer Bremsung des Flows.
Durch partiell beschleunigte Exspirationen aus verschiedenen Inspirati-

onslagen können für den jeweils entsprechenden Bereich des Lungenvolumens höhere Flowwerte erreicht werden, als bei maximalen Exspirationsmaneuvern. Dieses Phänomen des «Transient flow» wurde bereits weiter oben beschrieben.

Einen zentralen Punkt sieht Chevaillier in der Sekretlokalisation. Er meint damit, dass der Patient lernen soll, die Lokalisation des Sekrets (peripher – zentral) zu erlernen, um dieses dadurch gezielter eliminieren zu können.

Technik   Die autogene Drainage gliedert sich grundsätzlich in drei Phasen:

- Phase des Lösens
- Phase des Sammelns
- Phase des Entleerens

In der ersten Phase soll das Sekret aus peripheren Lungenbereichen mobilisiert werden. Die Atmung findet im Bereich des exspiratorischen Reservevolumens statt, die Ausatmung wird möglichst bis zum Residualvolumen geführt, das Atemzugvolumen ist klein. Das Verbleiben im Bereich des ERV über längere Zeit führt dazu, dass auch massiv überblähte Lungenregionen in ihrem Volumen leicht reduziert werden können, bringt aber den Nachteil mit sich, dass längere Zeit im Bereich der Verschlusskapazität geatmet wird, die O_2-Sättigung entsprechend abfallen kann.

In der zweiten Phase soll Sekret aus mittleren Bronchialabschnitten ins Zentrum verschoben werden. Die Atmung wird in verschiedenen Atemlagen ausgeführt, das Atemzugvolumen entspricht ungefähr dem normalen Tidalvolumen. Die dritte Phase schliesslich führt zur Elimination des Sekrets durch vertiefte Exspirationen bis hin zum Huffen.

Einige Worte zur Ausführung der AD. Die AD wird in der Regel sitzend ausgeführt, die Patientin sitzt aufrecht, die Hände über Bauch und Thorax aufgelegt. Die Inspiration ist ruhig, erfolgt über die Nase und mit Zwerchfellatmung. Die Verlängerung der Inspiration ermöglicht über die Kollateralventilation eine Belüftung obstruierter Alveolarbezirke. Zur Sicherstellung der optimalen Belüftung auch obstruierter Bezirke wird die Patientin angewiesen, eine endinspiratorische Pause von 1–3 s einzulegen. Die Exspiration erfolgt durch die Nase oder durch den Mund im Sinne eines «Seufzens», also einer dosiert (oder partiell) forcierten Esxpiration. Die Glottis, die Stimmbänder und der Nasen-Rachenraum dürfen die Ausatmung nicht behindern.

Die Idee, dass mit dieser Technik mittels Flow Sekret aus peripheren Lungengebieten zentralisiert werden kann, muss (aufgrund der bereits besprochenen Grundprinzipien der Zentralisation von Sekret) als fragwürdig erscheinen (zu kleine Flussgeschwindigkeiten). Die erste Phase des Lösens entspricht mit der Ausatmung bis zum Residualvolumen denn auch recht gut der ersten Phase der LEGOS und damit auch dem Druckprinzip, insgesamt dürfte diese Technik vor allem die distale Lunge behandeln. Mit unseren Kenntnissen kann man sich natürlich fragen, ob diese initale Phase der AD nicht besser in Seitenlage durchgeführt werden sollte, um damit den Effekt der Schwerkraft zusätzlich ausnützen zu können.

Die AD ist die Technik, die der LEGOS am nähesten verwandt ist. In der Praxis wird man zwischen diesen beiden Formen der Sekretmobilisation je nach Potential der Patientin wechseln können (und die Techniken je nach Bedarf modifizieren): Die wenig belastbare oder wenig kooperative Patientin wird mit der (eher passiven) LEGOS behandelt, die aktive Patientin kann mit der AD zur Selbstständigkeit hingeführt werden[12].

Drainagelagerung

Die Drainagelagerung gehört ebenso wie die Perkussion und die Vibration zu den älteren Techniken der Sekretmobilisation. Als Wirkungsprinzip der Drainagelagerung wird in der Literatur die Schwerkraft angegeben: Indem einzelne Lungensegmente entsprechend der dreidimensionalen Lage des Segmentbronchus nach oben gelagert werden, soll der Schleim durch die Schwerkraftwirkung nach unten, d.h. in die Stammbronchien nach zentral fliessen. Vereinfacht kann man sich dieses Prinzip mittels einer Ketchupflasche vergegenwärtigen.

Die Tieflagerungen (Kopf tief) können durch Erhöhen des Fussendes (Unterlegen eines Blockes) oder durch Kippen des Gesamtniveaus des Bettes erreicht werden. Die jeweilige Form der Seit- oder Halbseitlage wird durch Lagerung mit Kissen erreicht und fixiert. Eine Lagerung sollte mindestens während 15–20 Minuten dauern.

Die fragliche Effizienz der Lagerungsdrainage und die diesem Prinzip zuwiderlaufende aktive Drainage mittels LEGOS zwingen uns, die wichtigsten Kritikpunkte kurz zu beleuchten.

▦ Bisher konnte in keiner Studie ein positiver Effekt der Lagerungsdrainage nachgewiesen werden, wenn sie allein ausgeführt und mit Hustentechniken verglichen wird.[4, 6, 19, 24, 29, 32, 38]

▦ Kombiniert mit andern Methoden (Husten, Huffen, Klopfen, Vibration) findet die Mehrheit der Autoren eine positive Wirkung – allerdings kann aus diesen Studien nicht abgeleitet werden, welche der drei oder vier kombiniert angewendeten Techniken die verbesserte Sekretelimination bewirkt. Zudem sind auch die Beurteilungskriterien sehr verschieden.[2, 8, 27, 33, 36] Andere Autoren fanden aber auch bei kombinierter Anwendung negative Ergebnisse.[1, 13, 20, 21]

▨ Die Anatomie des Bronchialbaumes mit seinen vielen Generationen führt dazu, dass bereits wenige Generationen peripher des Segmentbronchus die Bronchien nicht mehr senkrecht stehen und damit ein selbstständiges Abfliessen des Sekrets kaum mehr wahrscheinlich ist.

▨ Damit der Schleim tatsächlich abfliessen kann, muss dieser sehr flüssig, von minimaler Viskosität und von beinahe wässeriger Konsistenz sein. Bei Patienten mit zähem Sekret bringt die Lagerungsdrainage also keinen Gewinn.

Bewertung

Patienten mit zentral liegenden Bronchiektasen oder Abszessen können von der Lagerungsdrainage profitieren, weil deren Sekret in Massen vorhanden ist und relativ flüssig ist – falls ihr Zustand eine Tieflagerung des Oberkörpers zulässt. POSTIAUX hat gezeigt, dass bei chronischen Bronchitikern mittels LEGOS eine wesentlich bessere Clearance erreicht wird, als mit der Lagerungsdrainage. Liegt eine Indikation zur Drainagelagerung vor (Bronchiektasen, Abszess), so ist also einerseits für eine vorangehende optimale Hydrierung zu sorgen, andererseits kann die Drainagelagerung durch bereits bekannte Techniken (LEGOS, AD) unterstützt oder sogar ersetzt werden.

Kontraindikationen

Die Drainagelagerung erreicht die Grenzen ihrer Anwendbarkeit bei sehr vielen Patientinnen durch folgende Kontraindikationen:

▨ Orthopnoe

▨ Hämoptyse

▨ Hirnoedem

▨ Aorten- und Hirnarterienaneurysma

▨ Lungenoedem

▨ Herzinsuffizienz

▨ Refluxkrankheit

▨ Dyspnoe

▨ Ateminsuffizienz

Da sehr viele Patientinnen mit Lungenproblemen, bei denen eine Drainage sinnvoll wäre, eine dieser Kontraindikationen aufweisen, muss vor jeder Drainagelagerung sorgfältig abgeklärt werden, ob diese dem Patienten tatsächlich zugemutet werden kann. Ein gutes Monitoring (Oxymeter, Atemfrequenz, Atemnot) ist unabdingbar.

Klopfen

Das Klopfen (clapping), die Klopfmassage auf dem Thorax des Patienten, war recht lange eine Standardtechnik zur Reinigung des Bronchialbaumes (sie ist es im anglosaxonen Raum noch heute). Die Vorstellung, die dahintersteht, ist einfach: Die Schläge sollen Sekret von den Bronchialwänden loslösen und damit eine verbesserte Sekretelimination ermöglichen. Das Klopfen ist im letzten Jahrzehnt von verschiedenen Seiten stark unter Beschuss geraten, weil in wissenschaftlichen Untersuchungen nicht bewiesen werden konnte, dass die Klopfmassage die Sekretelimination tatsächlich verbessert:

- Die Impulse, die beim Klopfen auf den Thorax gebracht werden können, sind kurz und (solange es vom Patienten ertragen werden kann) wenig energiereich. Das hochelastische Lungengewebe federt diese Impulse aber sehr schnell aus und ihr Wirkungsort ist deshalb äusserst begrenzt. Die Kürze der Impulse lässt auch an einer möglichen Verflüssigung des Sekrets durch einwirkende Scherkräfte zweifeln.

- Mehrere Autoren konnten nachweisen, dass Klopfen zu einem Bronchialspasmus führen kann [4, 37].

- Nach Abklopfen konnten CONNORS ET AL einen deutlichen Sättigungsabfall nachweisen [9].

- Werden Pneumonien mit «traditioneller» chest physiotherapy (inklusive Drainagelagerung und Klopfen) behandelt, so dauert die die Erkrankung länger, als ohne entsprechende Atemphysiotherapie [3, 13].

Zusammengefasst lässt sich sagen, dass das Klopfen mit den heutigen Kenntnissen der Lungenphysiologie und -pathophysiologie nicht mehr eingesetzt und besser durch geeignetere Techniken ersetzt werden sollte. Will man es als «Massagetechnik» einsetzen, so sollte – gerade bei Lungenpatientinnen und Lungenpatienten – eher zu intercostalen und paravertebralen Ausstreichungen und zu Massagen nach den Prinzipien der Traditionellen chinesischen Medizin gegriffen werden.

Bewertung

Vibration

Die manuelle oder apparative Erschütterung des Thorax findet sich beinahe in jeder im englischsprachigen Raum erschienen Studie als Bestandteil der Therapie. Die intermittierende Druckerhöhung auf dem Thorax setzt sich in die Luftwege fort: Der alveoläre Druck und der exspiratorische Flow steigen intermittierend an. Die Druckerhöhung im Alveolarbereich vermag möglicherweise verschlossene Alveolarbezirke wiederzueröffnen – allerdings scheinen zu diesem Zwecke während der Inspiration und direkt im Bronchialsystem wirkende Druckkräfte wirksamer zu sein (bsp. Jet-Ventilation). Die intermittierende Erhöhung des exspiratorischen Flows erhöht aber die Scherkräfte und vermag möglicherweise Sekret mitzureissen oder zumindest (durch die Eigenschaft der Thixotropie) zu verflüssigen.

Technik Die Ausführung der Vibrationen richtet sich nach den motorischen Fähigkeiten der Behandlerin. Werden beide Hände je auf einer Seite costolateral des Thorax angelegt, so sind zwar recht starke Impulse, aber nur eine geringe Frequenz zu erreichen. Meist sind Frequenzen zwischen 10–20 Herz erwünscht. Als geeignete (und verbreitete) Technik, um dies zu erreichen, werden meist beide Hände übereinander auf eine Thoraxhälfte gelegt. Durch den Gegendruck der oberen Hand kann so eine höhere Frequenz erreicht werden. Nachteil dieser zweiten Methode ist natürlich, dass nur punktuell auf dem Thorax gearbeitet werden kann.

Die manuelle Vibration bringt stark dyspnoischen Patienten offenbar eine Atemerleichterung und Verminderung der Dyspnoe – der Wirkungsmechanismus hierzu bleibt aber vorderhand im Unklaren [18].

Mit den apparativen Massageräten kann ebenfalls eine starke Vibration erzeugt werden. Die handelsüblichen Geräte arbeiten in der Regel mit höheren Frequenzen und dürften in erster Linie zu einer Verflüssigung des Sekretes beitragen.

Bewertung Die Vibration zählt ebenfalls zu den «älteren» Verfahren in der Atemphysiotherapie. Sonderformen der Vibration (intrapulmonale Perkussion mit Clini-Jet etc.) haben bei schweren Lungenerkrankungen (beispielsweise beim Adult Respiratory Distress Syndrom ARDS) ihre Wirksamkeit gezeigt [14]. Ob eine manuelle Vibration tatsächlich effizient eingesetzt werden kann, muss noch gezeigt werden.

Flutter

Der Flutter (VRP1) wurde vor einigen Jahren von P. Althaus in Lausanne entwickelt. Er ist ein kleines Hilfsgerät, das ähnlich wie eine Pfeife aussieht und auch ähnlich zu benutzen ist: man bläst hinein. In einem unten offenen Konus liegt eine Stahlkugel, die das Loch in Ruhestellung ver-
Technik schliesst. Bläst man nun mit genügend Druck hinein, so schiebt der entstehende Luftdruck die Kugel auf der geneigten Fläche des Konus nach oben, durch die entstehende Öffnung kann Luft entweichen. Die nun höher liegende Kugel fällt wieder zurück und verschliesst intermittierend die Öffnung im Konus. Aneinandergereiht ergibt dies ein Stop and Go, eine Vibration von etwa 10 bis 15 Hz. Die Frequenz kann durch leichtes Neigen des Flutters (und damit der Neigungsfläche des Konus) variiert werden.

Die durch den intermittierenden Verschluss des Konus hervorgerufene Schwankung der Flussgeschwindigkeit um ca. 0.5 l/s und die Druckschwankung von ca. 10 cm H_2O bei einem kontinuierlichen Überdruck

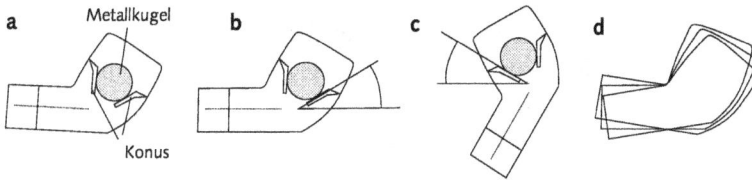

Abb. 10.7: Flutter

▨ ergeben eine endobronchiale Perkussion

▨ führen durch die dadurch auftretenden verstärkten Scherkräfte zu einer
Verflüssigung des Bronchialsekretes, item vermindern (besonders bei
Patienten mit instabilem Bronchialsystem) den exspiratorischen Bron-
chialkollaps

Während der Anwendung spürt der Patient bei einem gewissen Neigungs-
winkel des Gerätes (und damit einer bestimmten Vibrationsfrequenz der
Kugel) eine Vibration im Brustkorb. Die Erfinder nehmen an, dass diese
Vibration dann fühlbar wird, wenn die Frequenz des Flutters genau die
Eigenfrequenz des Brustkorbes erreiche (ca. 12 Hz).

Der Flutter wird mit gutem Erfolg in der Behandlung von Patientinnen mit Cystischer Fibrose angewandt, kann aber genau so gut bei älteren   Indikation
Patientinnen zur Unterstützung der Reinigung des Bronchialbaums eingesetzt werden. Die grossen Mengen von Sekret, die mit Hilfe des Flutters mobilisiert werden, sprechen (auch im Vergleich mit andern Hilfsmitteln) für die Wirksamkeit des Gerätes [16]. Andere Autoren fanden im
Vergleich zur FET (Forced expiratory Technique) negative Resultate [28].
Grössere Untersuchungen an grossen Gruppen von Patientinnen über die
effektive Wirkungsweise und eventuelle langfristige Nachteile durch die
Anwendung des Flutters fehlen bis jetzt.

Vorsicht ist geboten beim Einsatz bei auch herzinsuffizienten Pati-   Kontraindikation
entinnen und Patienten, weil der Flutter wie jede PEEP-Anwendung zu
einer (wenn auch leichten) Beeinträchtigung der Lungenperfusion führt.

PEP-Maske

Ein weiteres Hilfsmittel, das zur Behandlung von CF-Patientinnen entwickelt wurde, ist die PEP-Maske. Im Gegensatz zum Flutter, einem
PEEP-System, wird der Überdruck durch eine Stenose unterschiedlicher
Grösse gesteuert: Die Patientin legt eine dicht schliessende Maske über
Nase und Mund, die mit einem Ein- und einem Ausatemventil versehen
ist. Die Grösse der Auslassöffnung kann variiert werden: der Widerstand
(bei gleichem Ausatemdruck) steigt, je kleiner die Stenoseöffnung gewählt wird. Die Grösse der Stenose muss so gewählt werden, dass das
dadurch ausatembare Volumen grösser als die normale FVC ist. Andern-

falls führt eine regelmässige Anwendung dieses Verfahrens zu einer zusätzlichen Überblähung und einer Verschlechterung der Lungensituation [23]. Bei Drucken bis ca. 15 cm H_2O dürfte dies allerdings gewährleistet sein.

Die PEP-Maske ist bezüglich der mobilisierten Sputummenge den traditionellen Verfahren (Drainagelagerung mit Klopfen und Vibration, Forced expiratory Technique) überlegen [10]. Diese Autorengruppe fand insbesondere eine normalisierte SaO_2 im Vergleich zur Drainagelagerung mit Klopfen und Vibration, die einen deutlichen Sättigungsabfall zur Folge hatte. TYRRELL fand dagegen nach einer je einen Monat dauernden Behandlung mit PEP versus Drainagelagerung mit Klopfen und Vibration keine wesentlichen Vorteile für die PEP-Behandlung [34].

Bei Patientinnen und Patienten mit chronischer Bronchitis über eine längere Zeitdauer (5–12 Monate) angewendet, zeigte sich im Vergleich zu einer Kontrollgruppe eine starke Abnahme der Exacerbationsrate, der benötigten Menge Antibiotika und eine minime Zunahme des FEV_1[11].

Technik   Das Arbeitsprinzip ist das Gleiche wie beim Flutter, mit dem Nachteil, dass bei starkem Exspirationseffort der Druck ohne Probleme bis auf über 40 cm H_2O steigen kann. Je nach «Schule» werden unterschiedliche maximale Druckwerte empfohlen – 10–15 cm H_2O dürften einen guten Richtwert darstellen. Das Gerät erfordert eine gute Schulung und ein regelmässiges Monitoring.

Auch hier existieren heute Modelle, die mit einem Inhalationsgerät kombiniert sind (sinnvollerweise mit Mundstück), auch der Gebrauch der Maske ist nicht obligatorisch.

LITERATURVERZEICHNIS

[1] P Anthonisen, P Rijs und TS Andersen. The value of lung physiotherapy in the treatment of acute exacerbations in chronic bronchitis. *Act Med Scand*, 174:715–719, 1964.

[2] JR Bateman, SP Newman, KM Daunt, D Pavia und SW Clarke. Regional lung clearance of excessive bronchial secretions during chest physiotherapy in patients with stable chronic airways obstruction. *Lancet*, Seiten 294–297, 1979.

[3] S Britton, M Bejstedt und Vedin L. Chest physiotherapy in primary pneumonia. *Br Med J*, 290:1703–1704, 1985.

[4] A Campbell, J O'Connel und F Wilson. The effect of chest physiotherapy upon the FEV1 in chronic bronchitis. *Med J Aust*, 1:33–35, 1975.

[5] J Chevaillier, H Franckx und R Kraemer. Autogene Drainage – physiotheapeutisches Prinzip und Wirkungsweise. *Prax Klin Pneumol*, 41:573–575, 1987.

[6] SK Chopra, GV Taplin, DH Simmons, GD Robinson, D Elam und A Coulson. Effects of hydratation and physical therapy on tracheal transport velocity. *Am Rev Respir Dis*, 115:1009–1014, 1977.

[7] SW Clarke und D Pavia. *THE LUNG: Scientific Foundations*, Kapitel: Mucociliary Clearance, Seiten 1845–1859. Raven Press, 1991.

[8]   GM Cochrane, BA Webber und SW Clarke. Effects of sputum on pulmonary function. *Br Med J*, 2:1181–1183, 1977.

[9]   AF Jr Connors, WE Hammon, RJ Martin und RM Rogers. Chest physical therapy. The immediate effect on oxygenation in acutely ill patients. *Chest*, 78:559–564, 1980.

[10] M Falk, M Kelstrup, J B Andersen, T Kinoshita, P Falk, S Stovring und I Gothgen. Improving the ketchup bottle method with positive expiratory pressure, pep. A controlled study in patients with cystic fibrosis. *Eur J Respir Dis*, 65:57–66, 1984.

[11] E Frischknecht Christensen, T Nedergaard und R Dahl. Long-term treatment of chronic bronchitis with positive Expiratory pressure mask and chest physiotherapy. *Chest*, 97:645–650, 1990.

[12] D R Giles, J S Wagener, F J Accurso und N Butler-Simon. Short-term effects of postural drainage with clapping vs autogenic drainage on oxygen saturation and sputum recovery in patients with cystic fibrosis. *Chest*, 108:952–954, 1995.

[13] W Graham und D A Bradley. Efficacity of chest physiotherapy and intermittent positive pressure-breathing in the resolution of pneumonia. *N Engl J Med*, 12:624–627, 1978.

[14] J M Hurst, R D Branson und C B DeHaven. The Role of High-frequency Ventilation in Post-traumatic Respiratory Insufficiency. *J Trauma*, 27:236–241, 1987.

[15] R S Irwin, M J Rosen und S S Braman. Cough, a comprehensive review. *Arch Intern Med*, 137:1186–1191, 1977.

[16] M W Konstan, R C Stern und C F Doershug. Efficacy of the Flutter device for airway mucus clearance in patients with cystic fibrosis. *J Pediatr*, 124:689–693, 1994.

[17] L Lannefors und P Wollmer. Mucus clearance with three chest physiotherapy regimes in cystic fibrosis: a comparison between postural drainage, PEP and physical exercise. *Eur Respir J*, 5:748–753, 1992.

[18] H L Manning, R Basner, J Ringler, C Rand, V Fenci, S E Weinberger, J W Weiss und R M Schwartzstein. Effect of chest wall vibration on breathlessness in normal subjects. *J Appl Physiol*, 71:175–181, 1991.

[19] H March. Appraisal of postural drainage for chronic obstructive pulmonary disease. *Arch Phys Med Rehabil*, 52:528–531, 1971.

[20] D B May und P W Munt. Physiologic effects of chest percussion and postural drainage in patients with stable chronic bronchitis. *Chest*, 75:29–32, 1979.

[21] D A Newton und A Stephenson. Effect of physiotherapy on pulmonary function. *Lancet*, Seiten 228–229, 1978.

[22] J F Nunn. *Applied respiratory physiology*. Butterworth, London, 1987.

[23] B Oberwaldner, J C Evans und M S Zach. Forced expirations against a variable resistance: A new chest physiotherapy method in cystic fibrosis. *Pediatr Pulmonol*, 2:358–367, 1986.

[24] F A Oldenburg, M B Dolovitch, J M Montgomery und M T Newhouse. Effects of postural drainage exercise, and cough on mucus clearance in chronic bronchitis. *Am Rev Respir Dis*, 120:739–745, 1979.

[25] G Postiaux. *Kinesitherapie respiratoire et auscultation pulmonaire*. De Boeck, Bruxelles, 1990.

[26] G Postiaux. *Kinésithérapie respiratoire de l'enfant*. DeBoeck Université, Bruxelles, 1998.

[27] J A Pryor und B A Webber. An evaluation of the forced expiration technique as an adjunct to postural drainage. *Physiotherapy*, 65:305–307, 1979.

[28] J A Pryor, B A Webber, M E Hodson und J O Warner. The Flutter VRP1 as an adjunct to chest physiotherapy in cystic fibrosis. *Respir Med*, 88:677–681, 1994.

[29] C M Rossman, R Waldes, D Sampson und M T Newhouse. Effect of chest physiotherapy on the removal of mucus in patients with cystic fibrosis. *Am Rev Respir Dis*, 126:131–135, 1982.

[30] C S Roussos, R R Martin und L A Engel. Diaphragmatic contraction and the gradient of alveolar expansion in the lateral posture. *J Appl Physiol*, 43:32–38, 1977.

[31] M A Sleigh. *THE LUNG: Scientific Foundations*, Kapitel: Mucus Propulsion, Seiten 189–196. Raven Press, 1991.

[32] P P Sutton, M T Lopez-Vidriero, D Pavia, S P Newman, M M Clay, B Webber, R A Parker und S W Clarke. Assessment of percussion, vibratory-shaking and breathing exercises in chest physiotherapy. *Eur J Respir Dis*, 66:147–152, 1985.

[33] J S Tecklin und D S Holsclaw. Evaluation of bronchial drainage in patients with cystic fibrosis. *Phys Ther*, 55:1081–1084, 1975.

[34] J C Tyrrell, E J Hiller und J Martin. Face mask physiotherapy in cystic fibrosis. *Arch Dis Childhood*, 61:598–600, 1986.

[35] E R Weibel. *The pathway for oxygen; Structure and Function in the Mammalian Respiratory System*. Harvard University Press, Cambridge, 1984.

[36] P H Weller, E Bush, M A Preece und D J Matthew. Short-term effects of chest physiotherapy on pulmonary function in children with cystic fibrosis. *Respiration*, 40:53–56, 1980.

[37] P Wollmer, K Ursing, B Midgren und L Eriksson. Inefficiency of chest percussion in the physical therapy of chronic bronchitis. *Eur J Respir Dis*, 66:233–239, 1985.

[38] J W Wong, T J Keens, E M Wannamaker, D N Crozier, H Levison und N Aspin. Effects of gravity on tracheal mucus transport rates in normal subjects and in patients with cystic fibrosis. *Pediatrics*, 60:146–152, 1977.

Inhalation

Inhalt

Einleitung

Basistherapie Die Inhalation kann ohne weiteres als wichtigste Therapie der obstruktiven Lungenerkrankungen bezeichnet werden. Im Hof gibt als Basistherapie für Asthmakranke ein Modell mit Expositionsprophylaxe, Bronchodilatation und Entzündungshemmung als wichtigste Säulen an, wobei die Bronchodilatation und die Entzündungshemmung in erster Linie mittels Inhalation appliziert werden[12]. Diesem hohen Stellenwert in der ärztlichen Therapie der Asthmakranken entsprechend, sollte die Inhalation auch in der Physiotherapie der Asthmatiker einen zentralen Platz einnehmen.

Bei der Inhalation wird das Medikament als Aerosol eingeatmet und (idealerweise) an einem bestimmten Wirkungsort in der Lunge deponiert. Ein Aerosol ist ein Zweiphasensystem, bei dem die eine Phase gasförmig ist und die andere aus flüssigen oder festen Partikeln besteht. Die flüssigen oder festen Partikel tragen die eigentliche Wirkungssubstanz. Den kritischen Parameter in der Inhalation bildet die Deposition des Medikaments am gewünschten Wirkungsort.

Deposition

Aerosol Als Deposition bezeichnet man in der Inhalationstherapie den Teil eines Aerosols, der sich im Bronchialbaum ablagert und nicht wieder ausgeatmet wird. Die Partikelgrösse ist für die Wirkung der Inhalation entscheidend, weil Depositionslokalisation und Depositionsmechanismus direkt von ihr abhängen. Zusätzlich hängt aber auch das transportierte Volumen direkt von der Grösse der einzelnen Partikel ab.

Anzumerken ist, dass das Volumen einer Kugel (die hier als Idealfall eines Partikels gewählt werden soll) nach der Formel $V = 4\pi r^3/3$

mit der dritten Potenz vom Kugelradius abhängt. Ein Partikel, dessen Radius um die Hälfte reduziert wird, trägt also nur noch einen Achtel des Ausgangsvolumens. Dies bedeutet, dass kleinere Partikel sehr rasch sehr leicht werden, damit immer weniger von der Schwerkraft beeinflusst sind und auch deutlich weniger der Wirkungssubstanz in die Lunge zu tragen vermögen.

Partikel mit einem Durchmesser von mehr als 10 μ werden vorwiegend im Oropharynx deponiert[23], Partikel grösser als 5 μ prallen aufgrund der Trägheit an die Wände v.a. der grossen Atemwege und werden dort deponiert[21, 29] – sie sind nicht lungengängig. Die Deposition dieser Partikel geschieht aufgrund der Trägheit der Partikel (sie sind aufgrund ihrer Grösse relativ schwer), sie wird in der englischsprachigen Literatur als «inertial impaction» bezeichnet.

Partikelgrösse

inertial impaction

Partikel zwischen 0.5 und 2 μ sind bereits wesentlich leichter. Ihr Trägheitsmoment ist gering, sie senken sich aufgrund der Schwerkraft ab und werden so deponiert (englisch «sedimentation»). Partikel kleiner als 0.5 μ tragen nur noch sehr wenig Medikament und sind so leicht, dass sie nur noch über die Brown-Molekularbewegung («diffusion») bewegt und abgelagert werden[22]. Diese kleinsten Partikel können ohne weiteres wieder ausgeatmet werden – zur verbesserten Deposition solcher Partikel müssen spezielle Atemtechniken angewandt werden. Die meisten therapeutischen Aerosole weisen Partikelgrössen zwischen 1 und 5 μ auf.

sedimentation

diffusion

Therapeutische Aerosole sind in der Regel polydispers: Der Durchmesser der Partikel ist variabel. Zur Beschreibung der durchschnittlichen Grösse wird in der Regel der MMD (Mass median diameter = Mittlerer Massendurchmesser) verwendet. Der MMD beschreibt den Partikeldurchmesser, bei dem je die Hälfte der Gesamtmasse in kleineren bzw. grösseren Partikeln enthalten ist[24]. Aerosole mit einer geometrischen

Mass Median Diameter

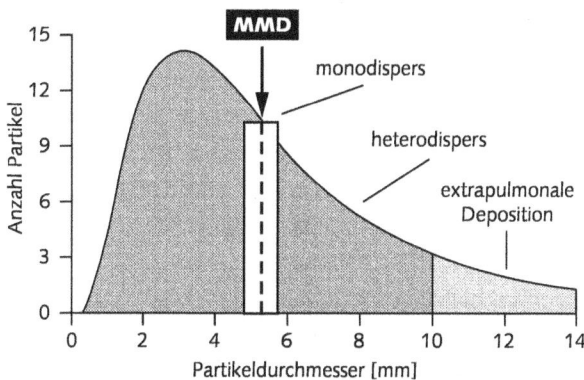

Abb. 11.1: Verteilung der Tröpfchengrösse. MMD = Mass Median Diameter

Standarddeviation GSD < 1.22 werden als monodispers bezeichnet, gelangen in der Aerosoltherapie aber seltener zur Anwendung.

Die Deposition hängt nicht nur von der Partikelgrösse sondern auch von der Art der Anwendung und vor allem vom Inhalationsweg ab. Die

Nase = Filter   Nase stellt einen so optimalen Filter für Aerosole dar, dass Partikel von 5–10 μ beinahe vollständig in der Nase abgefangen werden[19]. Soll das Aerosol in die Lunge gelangen, ist also die Inhalation via Nase zu vermeiden (keine Maskeninhalation!). Von dieser Regel ausgenommen sind Säuglinge und kleine Kinder, weil bei diesen diese Filterwirkung noch viel weniger stark ausgeprägt ist als beim Erwachsenen.

Bezüglich Anwendungsart gilt es vor allem zwischen der Verneblerinhalation, der Anwendung von Dosieraerosolen und der Pulverinhalation zu unterscheiden. Für alle diese Inhalationsverfahren sind die Technik, die Anwendung und die Vor- und Nachteile zu besprechen. Die Inhalation mit IPPB-Geräten wird nicht näher besprochen, weil deren Einsatz nachweislich keine Vorteile mit sich bringt.

Vernebler

Grundsätzlich muss zwischen Ultraschall- und Kompressorverneblern unterschieden werden. Auf die Ultraschallvernebler wird hier nicht weiter eingetreten, da sie für die Inhalationsbehandlung der peripheren Atemwege weniger geeignet sind (sie erzeugen keine Partikel kleiner als 2 μ).

Kompressorver-   Bei einem Kompressorvernebler wird die normale Raumluft kompri-
nebler   miert, mit der zu vernebelnden Flüssigkeit gemischt und über eine Düse ausgestossen. Die Grösse der Düse und der Druck (bzw. die Flussrate) bestimmen die Grösse der Partikel. Zur Illustration: Derselbe Verneblertyp (Pari LL) ergibt bei einem Betriebsdruck von 0.75 bar (Flow 3.4 l/min) einen MMD von 4.8 μ, bei einem Betriebsdruck von 1.45 bar (Flow 5.1 l/min) einen MMD von 3.3 μ. Mit höheren Flussraten wird mehr Aerosol ausgeworfen, die Partikelgrösse wird verkleinert und die Inhalationsdauer wird verkürzt[7]. Die modernen Vernebler (insbesondere der LC 22 der Firma Pari) erzeugen bereits bei sehr kleinem Druck ein günstiges, lungengängiges Aerosol, die kürzere Inhalationszeit verbessert auch die Compliance der Patientinnen.

Abkühlung   Während der Vernebelung kühlt sich das Aerosol um 8–12° ab[6], was bei Patientinnen mit hyperreagiblem Bronchialsystem möglicherweise zur Bronchokonstriktion führen kann[18]. Die kontinuierliche Verdampfung

Konzentration   führt aber auch zur Konzentration der im Verneblerreservoir verbleibenden Substanz. Diese Konzentration kann sowohl die Partikelgrösse und das Depositionsmuster des entstehenden Aerosols verändern[23], als auch wiederum zur Bronchokonstriktion führen (beispielsweise bei NaCl).

Zwischen den verschiedenen auf dem Markt existierenden Verneblertypen bestehen bezüglich intra- und extrapulmonale Deposition beträchtliche Unterschiede. Während einzelne Vernebler eine intrapulmonale Deposition von unter 5% erzielen, erreicht man bei guten Verneblertypen deutlich höhere Werte[15, 17].

Die Gesamtmenge des inhalierten Aerosols hängt sehr stark von der Art des Verneblers ab: Vernebler mit sogenanntem «Unterbrecher» leiten die Druckluft nur über das Düsensystem, wenn die Patientinnen einen Knopf drücken. Die genau gleichen Systeme werden in vielen Spitälern ohne Unterbrecher benutzt, mit dem Resultat, dass die Hälfte des Aerosols an die Umgebung abgegeben wird. Der Vernebler LC 22 der Firma Pari ist mit zwei Ventilen ausgerüstet, so dass bei Ausatmung durch das Verneblersystem nur wenig Aerosol verlorengeht. Bei Einatmung wird die durch den Kompressor erzeugte Flussrate durch ein Venturi-Ventil stark erhöht, es entsteht ein hoher Ausstoss an Aerosol, das auch die Lungenperipherie erreicht.

Unterbrecher

Die Vorteile der Inhalation mit Vernebler können folgendermassen zusammengefasst werden: Die Anwendung, insbesondere mit neuen Verneblern, ist sehr einfach und bringt keine koordinativen Schwierigkeiten mit sich, die Inhalation ist auch für kaum kooperierende PatientInnen geeignet. Weil die Dosis nicht als Bolus appliziert wird, kann die Verneblerinhalation gut bei starker Obstruktion angewandt werden.

Als Nachteile genannt werden müssen die mögliche Kontamination des Verneblers (der Vernebler sollte nach jeder Inhalation heiss ausgewaschen und getrocknet, in regelmässigen Abständen auch sterilisiert werden)[1, 10], die früher bereits erwähnten Osmolalitätsschwankungen im Verlaufe der Verneblung, die Abkühlung des Aerosols im Laufe der Verneblung, sowie die eingeschränkte Mobilität wegen des mitzuführenden Kompressors. Für die Spitalverneblung ist dieser letzte Punkt nicht von Belang, da meist mit dem Druckluftsystem des Spitals gearbeitet wird.

Inhalation mit Vernebler	
Vorteile	**Nachteile**
keine Koordination notwendig	mögliche Kontamination
bei unkooperativen Pat. brauchbar	Osmolalitätsschwankungen bei Verneblung
individuell gut dosierbar	Abkühlung des Aerosols
bei starker Obstruktion brauchbar	eingeschränkte Mobilität

Tab. 11.1: Vor- und Nachteile der Inhalation mit Vernebler

Technik   Wie sieht die optimale Inhalationstechnik für die Verneblungsinhalation aus? Von der Inhalation mit Maske sollte beim Erwachsenen in jedem Fall abgesehen werden. Die Nase filtert das Aerosol so gut, dass die intrapulmonale Deposition stark absinkt. Beim Säugling gilt dies nicht. Säuglinge sind erstens obligate Nasenatmer, zweitens ist die Filterwirkung ihrer Nase noch nicht so hoch entwickelt wie beim Erwachsenen. Kleine Partikel können, wie bereits erwähnt, auch wieder ausgeatmet werden. Die Deposition kann dabei durch eine richtiges Inhalationsma-

ruhige Inspiration   növer erheblich verbessert werden. Die ruhige, maximale Inspiration (eventuell mit endinspiratorischer Pause) sollte von einer normal schnellen, eventuell sogar beschleunigten Ausatmung gefolgt werden. Dadurch wird möglicherweise auch während der Exspiration vermehrt Aerosol deponiert[14].

Rhythmus   Da wiederholte Vitalkapazitätsmanöver belastend sein können, werden die Patientinnen angewiesen, entweder fünf tiefe Atemzüge auszuführen und anschliessend während fünf normalen Atemzügen eine Inhalationspause einzuschalten, oder, wenn ohne Unterbrecher vernebelt wird, jeden fünften Atemzug als tiefe Einatmung, die dazwischenliegenden vier Atemzüge als normale Einatmungen auszuführen.

Ausgangsstellung   Die Inhalation wird in den meisten Fällen sitzend ausgeführt. Dies gilt insbesondere für die Inhalation von β2-Sympathikomimetika und für Parasympathikolytika, die auf den gesamten Bronchialbaum wirken. Topisch wirksame Kortikosteroide, Dinatriumcromoglicium, Antibiotika und Pentamidin wirken nur am Ort der Deposition – bei diesen Medikamenten ist eine differenzierte Inhalationstechnik möglicherweise zu bevorzugen.

    Die unterschiedliche Ventilation verschiedener Lungenregionen in Abhängigkeit der Atemform (siehe Kapitel Ventilation) und der Lagerung sowie der Einsatz unterschiedlicher Verneblertypen führen zu unterschiedlichen Depositionsmustern. Grundsätzlich ist die Deposition von Aerosol nur in gut ventilierten Lungengebieten gegeben.

    Für die Inhalation mit Pentamidin beispielsweise wird aufgrund verschiedener Untersuchungen[2, 11] in der Klinik eine Inhaltion in Seitenlage links und rechts, in Rückenlage und im Sitz von je mehreren Minuten empfohlen. Für die oft verwendeten Kortikosteroide fehlen entsprechende Empfehlungen, weil sie bis vor kurzem nur in Form von Dosieraerosolen erhältlich waren.

Dosieraerosol

Bei Dosieraerosolen wird ein Gemisch aus Treibgas und Wirksubstanz über eine Düse als Bolus freigesetzt. Pro Hub wird eine definierte Aerosolmenge von 25 bis 100 μl freigesetzt[18]. Die Treibgase bestehen aus verschiedenen Freonkomponenten (Chlorofluorokarbone)[18], ein Umstand, der aus Umweltschutzgründen zumindest fragwürdig ist. Der individuelle Verdampungsdruck des Treibgases bestimmt die Partikelgrösse. Durch das Verdampfen des Treibgases verkleinern sich die Partikel und es kommt zu einer starken Abkühlung des Aerosols[4]. Die initial auslösbare Bronchokonstriktion bei Patientinnen mit hyperreagiblem Bronchialsystem ist möglicherweise auf die vagale Stimulation durch das abgekühlte Aerosol zurückzuführen[25]. Als Nebenwirkungen der Chlorofluorokarbone werden Herzrhythmusstörungen[18] und Bronchokonstriktion[25] angegeben.

Freon

Abkühlung

Die aus dem Kanister austretenden Partikel haben einen MMD von mehr als 40 μ; den von den Herstellern angegebenen MMD von 2-5 μ erreicht das Dosieraerosol erst durch die Verdampfung. Diese Verdampfung erfolgt aber nicht schlagartig, so dass auch nach mehreren Sekunden noch nicht lungengängige Partikel vorhanden sein können. Die hohe Austrittsgeschwindigkeit des Aerosols (30 m/s) und die zu Beginn noch grosse Partikelgrösse haben zur Folge, dass über 80% der Dosis im Oropharynx deponiert werden. Nur rund 10% der inhalierten Dosis gelangen tatsächlich in die Lunge[20].

Deposition

Vorteile der Dosieraerosole sind sicherlich die Handlichkeit und die rasche Bedienung mit (bei richtiger Anwendung) raschem Wirkungseintritt. Der rasche Wirkungseintritt hängt einerseits von einer optimalen Anwendung und von der Situation ab. Als Nachteile sind die starke Kooperationsabhängigkeit, die Treibgase und die Möglichkeit des Missbrauchs zu nennen (die Kooperation kann durch Spacer verbessert werden).

Bei ungenügender Inhalationstechnik nimmt die Menge an deponiertem Aerosol ab[16]. Verschiedenste Untersuchungen an Erwachsenen wie Kindern zeigen, dass ein beträchtlicher Anteil der Patientinnena und Patienten den Umgang mit Dosieraerosolen nur ungenügend beherrscht (Literatur bei NIGGEMANN). Dies erstaunt nicht weiter, weiss doch oft auch das medizinische Fachpersonal nicht mit Dosieraerosolen umzugehen[3]. Das Beherrschen der richtigen Inhalationstechnik (besonders mit Dosieraerosolen) ist für Atemphysiotherapeutinnen und Atemphysiotheapeuten von enormer Bedeutung, weil die Atemphysiotherapie in der Schulung

Inhalation mit Dosieraerosol	
Vorteile	**Nachteile**
handlich, transportabel	stark kooperationsabhängig
Bei β_2-Stim. rascher Wirkungseintritt	Treibgase Abkühlung des Aerosols
schnelle Bedienung	möglicher Missbrauch
im Notfall einsetzbar	mögliche Nebenwirkungen

Tab. 11.2: Vor- und Nachteile der Inhalation mit Dosieraerosol

der Patientinnen oder der Patienten eine wichtige Stellung einnehmen kann.

Dass die Treibgase mit dem Abbau der Ozonschicht in Zusammenhang stehen, muss nicht mehr näher ausgeführt werden. Der einfache Gebrauch bringt es mit sich, dass (gerade bei β_2-Sympathikomimetika) der Missbrauch ohne weiteres möglich ist. Das Risiko für systemische Nebenwirkungen (bsp. Herzrhythmusstörungen, Tachykardie etc.) steigt damit entsprechend an.

Missbrauch

Bei Inhalation von Kortikosteroiden muss beachtet werden, dass der hohe Anteil der oropharyngealen Deposition zu Kandidiasis (Soor) bzw. zu Heiserkeit führen kann. Nach Inhalation von Kortikosteroiden muss deshalb der Mund ausgespült werden. Diese Nebenwirkung kann zusätzlich durch den Einsatz von Vorschaltkammern vermindert werden[30].

tiefer Flow
inspiratorische
Atempause

Die für eine optimale Deposition kritischen Abschnitte des Inhalationsmanövers sind ein tiefer inspiratorischer Flow und eine möglichst lange endinspiratorische Atempause. Pausen länger als 10 s bringen keine verbesserte Deposition mehr und sind gerade bei obstruktiven Patientinnen ohnehin nicht möglich. Die verschiedenen Abschnitte der Inhalation werden sinnvollerweise einzeln geübt (bei den meisten Firmen sind Placebo-Inhalatoren erhältlich), die Patientinnen und Patienten über längere Zeit immer wieder kontrolliert. Zur Schulung gehört auch, dass die Patientinnen und Patienten die Inhalation in der vom Arzt vorgeschriebenen Dosierung durchführen. Viele Patientinnen und Patienten benutzen gerade die Kortikosteroide nur «bei Bedarf», was absolut nicht sinnvoll ist.

richtige Dosis

Eine vernünftige Bedienungsanleitung für den Einsatz von Dosieraerosolen ist in Tabelle **11.3** enthalten.

Spacer

Zur Verbesserung der mit ca. 10% relativ geringen intrapulmonalen Deposition, zur Verminderung der Nebenwirkungen und zur Verminderung der Kooperationsabhängigkeit werden sogenannte Vorschaltkammern (Spacer) eingesetzt. Das Aerosol wird in diese je nach Hersteller unterschiedlich grossen Kammern (<100 cm^3 bis >1000 cm^3) gesprayt. Der Vorteil liegt darin, dass die oropharyngeale Impaktion des Aerosols

Checkliste Dosieraerosol
Schutzkappe entfernen
Dosieraerosol schütteln
tief ausatmen
Dosieraerosol senkrecht
Mundstück zwischen Zähne und Lippen
Kopf leicht zurückneigen (reklinieren)
langsame Einatmung beginnen, dann drücken
langsam weiter einatmen bis zur maximalen Inspiration
Atem bis 10 s anhalten
ruhig durch die Nase ausatmen (ev. Lippenbremse)
falls mehrere Hübe, mindestens 1 Minute warten

Tab. 11.3: Checkliste Dosieraerosol

aufgrund der hohen Austrittsgeschwindigkeit ausbleibt und die oropharyngeale Deposition auf (je nach Fabrikat) bis zu 5% der Gesamtdosis reduziert werden kann[8]. Die intrapulmonale Deposition steigt aber auch durch den Gebrauch von Vorschaltkammern nicht über 20% an[20]. Die Verminderung der Kooperationsabhängigkeit ergibt sich daraus, dass das Aerosol ohne Atemkoordination appliziert werden kann. Es sollten grundsätzlich nur Spacer benutzt werden, die in regelmässigen Abständen gereinigt und sterilisiert werden können, weil die Kontaminationsfläche im Spacer relativ gross ist.

Kooperation ↓

Nachteile der Vorschaltkammern sind in erster Linie die oft unpraktische Form, die den diesbezüglichen Vorteil des Dosieraerosols wieder zunichte macht, und die mögliche Kontamination. Die meisten im Moment angebotenen Modelle sind aus Kunststoff, womit sich ein weiteres Problem ergibt: Werden diese Spacer gereinigt, so lädt sich der Spacer durch das Ausreiben statisch auf, bei der nächsten Inhalation wird das Aerosol zur Wand «gezogen».

Pulverinhalation

Bei den Pulverinhalatoren liegt die Wirksubstanz als trockenes Pulver vor, meist gebunden an eine Trägersubstanz aus Laktose- oder Glukosemolekülen. Die in der Grundform relativ grossen Partikel von $> 40\mu$ werden durch die turbulente Strömung während der Inhalation aufgebrochen und erreichen meist ab einer Flussrate von 30 l/min eine genügend kleine Grösse. Die Grösse der Partikel und damit die Deposition ist also stark vom inspiratorischen Flow abhängig[18]. Ein zu hoher Flow wieder-

hoher Flow

Checkliste Diskus
Diskus öffnen
Diskus laden (klick)
ganz ausatmen (nie in Diskus ausatmen)
Mundstück zwischen Zähne und Lippen
rasch und tief durch Mund einatmen
endinspiratorischer Hold mindestens 5 s
ruhig ausatmen

Tab. 11.4: Checkliste Diskus

um kann die oropharyngeale Deposition und damit das Risiko von Nebenwirkungen erhöhen [21]. Die oropharyngeale Despositionsrate von 75–85% und die intrapulmonale Depositionsrate von 10–20% entsprechen ungefähr den Werten der Applikation von Dosieraerosolen[23].

koordinativ
einfach
kein Treibgas

Die Vorteile der Pulverinhalation liegen in der einfacheren Anwendung gegenüber dem Dosieraerosol (es ist keine koordinative Aufgabe mit dem Gebrauch verbunden) und im Wegfall des Treibgases. Als Hauptnachteil wiegt die Notwendigkeit eines relativ hohen Flusses besonders schwer, weil Patientinnen mit einer starken Obstruktion den notwendigen Flow nicht erzielen können[27]. Als weiterer Nachteil ist die Empfindlichkeit auf Feuchtigkeit zu nennen.

Die Gebrauchsanweisung hängt bei den Pulverinhalatoren vom Fabrikat ab. Je nach Produkt wird die zu inhalierende Pulverdosis unterschiedlich bereitgestellt. Im Unterschied zum Dosieraerosol müssen die Patientinnen bei der Pulverinhalation dazu angehalten werden, so rasch

Kriterium	MDI	Pulver	Vernebler
Deposition (optimal)	10-15%	>20%	15-20%
kooperationsabhängig	++	+	– / +
richtige Ausführung in %	<25	>90	>90*
individuelle Dosierbarkeit	+	+	++
inspiratorischer Flow	tief	>30 l/min	tief
alle Medikamentengruppen verfügbar	++	++	+
Abkühlung Aerosol	++	–	+
Treibgase (FCKW)	++	–	–
Nebenwirkungen beschrieben	++	+	+
handlich	++	++	–
Score	**15**	**22.5**	**22.5**

Tab. 11.5: Inhalationsverfahren im Vergleich

als möglich einzuatmen, damit ein genügend hoher Flow entsteht. Daraus
wird klar, dass die Kombination von Dosieraerosol und Pulverinhalation
meist zur Verwirrung der Patientinnen führt und wenn möglich zu vermeiden ist.

Kombination MDI – Pulver

Sekretolyse

Wird mit Sekretolytika inhaliert mit dem Ziel, das im Bronchialbaum liegende Sekret zu verflüssigen, dann muss festgehalten werden, dass die
sekretolytisch wirksamen Medikamente nur am Ort der Deposition wirken. Wir haben uns also zunächst zu fragen, ob das inhalierte Aerosol die
gewünschten Lungenregionen überhaupt erreicht. Neben der bereits besprochenen Abhängigkeit von der Partikelgrösse wirken eine ungleiche
oder gar fehlende Belüftung der betroffenen Regionen diesem Ansinnen
entgegen[13].

Sekretolytika

Für eine inhalative Gabe von Mukolytika existieren kaum sichere
Daten zur Effizienz der Anwendung. Bei Patienten mit hyperreagiblem
Bronchialsystem kann die Inhalation von Mucolytica aber nachweislich
eine Bronchokonstrikion auslösen[5]. Von der inhalativen Gabe von eigentlichen Mucolytika (bsp. N-Acetylcystein) wird deshalb heute meist abgesehen.

Hypertone Kochsalzlösung (3.6%) führt zu einer Stimulation der mu-
koziliären Clearance (wahrscheinlich durch Zunahme des osmotischen
Drucks und dadurch vermehrtem Wassertransport aus dem Intersitium).
Diese Konzentration entspricht etwa dem Nordseewasser. Die gute Wirkung eines Aufenthaltes am Meer, über die viele Patientinnen und Patienten übereinstimmend berichten, basiert wahrscheinlich auf einer Inhalation von Salzkristallen (die durch die Brandung enstehenden Aerosoltröpf-
chen trocknen und reduzieren dadurch ihre Partikelgrösse – sie werden
lungengängig)[22]. Zu beachten bleibt, dass bei PatientInnen mit hyperreagiblem Bronchialsystem die Inhalation von hypertoner Kochsalzlösung
zu einer Bronchokonstriktion führen kann[9].

NaCl hyperton

Immer wieder zu Diskussionen führt die Inhalation von NaCl-Lösung
zur Befeuchung der Luftwege. Hierzu muss vorab gesagt werden, dass
die eingeatmete Luft im Nasopharynx angewärmt und befeuchtet wird
und im Bereich der Trachea etwa 34° und 80% relative Luftfeuchtigkeit
aufweist. Normalerweise ist eine zusätzliche Befeuchtung also kaum von
Vorteil. Sinkt die relative Feuchtigkeit in den Atemwegen auf unter 70%,
so wird die Ciliartätigkeit stark behindert oder hört ganz auf[28]. Eine Befeuchtung ist also vor allem bei Patientinnen oder Patienten sinnvoll, die
aus welchen Gründen auch immer nicht durch die Nase atmen können.

Befeuchtung der Luftwege?

Milbenallergie

Bronchitiskessel

Eine dauernde Raumbefeuchtung ist bei Milbenallergikern nicht sinnvoll, weil eine hohe Raumfeuchtigkeit die Allergenproduktion begünstigt [16]. Noch ungeeigneter sind die sogenannten «Bronchitiskessel», die destilliertes Wasser produzieren. Dieser Nebel aus reinen Wassertröpfchen führt bei PatientInnen mit bronchialer Hyperreagibilität wiederum zur Bronchokonstriktion[16].

Die Inhalation von NaCl-Lösung 0.9% führt nach O'Callaghan zu keiner wesentlichen Veränderung des Atemwegswiderstandes. Allerdings dauerte in seiner Untersuchung die Inhalation bei Kindern nur zwei Minuten und die Konduktivität (der reziproke Wert des Widerstandes) nahm bei der Hälfte der untersuchten Kinder um bis zu 20% ab[26]. Bei längerer Inhalation kommt es zur zunehmenden Osmolalität der Inhalationslösung, das Risiko für eine mögliche Bronchokonstriktion bei hyperreagiblem Bronchialsystem steigt[31]. Möglicherweise ist die Bronchokonstriktion nach Inhalation von NaCl 0.9% auch auf die im Verlaufe der Vernebelung auftretende Abkühlung des Aerosols um 8-12° zurückzuführen[6, 7]. Aus diesen Gründen ist die alleinige Inhalation von isotoner NaCl-Lösung kaum empfehlenswert.

Der beste Luftbefeuchter ist nach wie vor die Nase. Die Patientinnen sollen also in erster Linie dazu aufgefordert werden, durch die Nase zu atmen. Zum Offen- und Feuchthalten der Nase eignen sich Spülungen mit NaCl oder die Anwendung von Nasensalben. Wenn keine Nasenatmung möglich ist und zur Befeuchtung inhaliert wird, so sollte zur Verhinderung einer Bronchokonstriktion ein β_2-Sympathikomimetikum beigefügt werden, oder zumindest eine Peak-Flow Messung vor und nach Inhalation von NaCl durchgeführt werden.

LITERATURVERZEICHNIS

[1]   KL Barnes, R Clifford, ST Holgate, D Murphy, P Comber und E Bell. Bacterial contamination of home nebulisers. *Br Med J*, 295:812, 1987.

[2]   MI Baskin, AG Abd und JS Ilowite. Regional deposition of aerosolized pentamidine. Effects of body position and breathing pattern. *Ann Intern Med*, 113:677–683, 1990.

[3]   GJ Canny und H Levison. Aerosols – therapeutic use and delivery in childhood asthma. *Ann Allergy*, 60:11–19, 1988.

[4]   SW Clarke und SP Newman. Differences between perssurized aerosol and stable dust particles. *Chest 80*, Seiten 907–909, 1981.

[5]   SW Clarke, ML Thomson und D Pavia. Effect of mucolytic and expectorant agents on tracheobronchial clearance in chronic bronchitis. *Scand J Respir Dis*, 22:628–638, 1980.

[6]   MM Clay, D Pavia und SP Newman. Efficiency of jet nebulisers in the production of therapeutic aerosols. *Thorax*, 37:788–789, 1982.

[7]   MM Clay, D Pavia und SP Newman. Assessment of jet nebulisers for lung aerosol therapy. *Lancet*, Seiten 592–594, 1983.

[8] M Dolovich, R Ruffin, D Corr und M T Newhouse. Clinical evaluation of a simple demand-inhalation MDI aerosol delivery device. *Chest*, 84:36–41, 1983.

[9] W L Eschenbacher, H A Boushey und D Sheppard. Alteration in osmolarity of inhaled aerosols cause bronchoconstriction and cough, but absence of a permanent anion causes cough alone. *Am Rev Respir Dis*, 129:211–215, 1984.

[10] CMB Higgs, P Jones und Transer AR. Bacterial contamination of home nebulisers. *Br Med J*, 295:1281–1282, 1987.

[11] J S Ilowite, M I Baskin, M S Sheetz und A G Abd. Delivered dose and regional distribution of aerosolized pentamidine using different delivery systems. *Chest*, 99:1139–1144, 1991.

[12] V Im Hof. Asthma-Therapie 1991. *Merkblatt Inselspital*, 1991.

[13] H Itoh, Y Ishii, H Meda, G Todo, K Torizuka und G C Smaldone. Clinical observations of aerosol deposition in patients with airways obstruction. *Chest*, 80:837–840, 1981.

[14] D Köhler. Inhalationstherapie bei chronischer Schleimretention. *Pneumologie*, 44:1166–1170, 1990.

[15] R A Lewis und J S Fleming. Fractional deposition from a jet nebulizer: how it differs from a metered dose inhaler. *Br J Chest*, 79:361–367, 1985.

[16] H Matthys. Inhalationstherapie. *Ther Umsch*, 45:320–327, 1988.

[17] H Matthys und D Köhler. Pulmonary desposition of aerosols by different mechanical devices. *Respiration*, 48:269–276, 1985.

[18] F Moren. *Aerosols in medicine. Principles, diagnosis and therapy*, Kapitel: Aerosol dosage forms and formulations, Seiten 261–287. Elsevier Scientific Publications, Amsterdam, 1985.

[19] M T Newhouse und R E Ruffin. Deposition and fate of aerosolized drugs. *Chest*, 73:936–943, 1978.

[20] S P Newman. Aerosol Deposition Considerations in Inhalation Therapy. *Chest*, 88:152S–160S, 1985.

[21] S P Newman und S W Clarke. *Aerosols in medicine. Principles, diagnosis and therapy*, Kapitel: Aerosols in therapy, Seiten 289–312. Elsevier Scientific Publications, Amsterdam, 1985.

[22] S P Newman, M A Johnson und S W Clarke. Effect of particle size of bronchodilator aerosols on lung distribution and pulmonary function in patients with chronic asthma. *Thorax*, 43:159, 1988.

[23] S P Newman und D Pavia. *Aerosols in medicine. Principles, diagnosis and therapy*, Kapitel: Aerosol deposition in man, Seiten 193–217. Elsevier Scientific Publications, Amsterdam, 1985.

[24] S P Newman, P G D Pellow und S W Clarke. Droplet size distributions of nebulised aerosols for inhalation therapy. *Clin Phys Physiol Meas*, 7:139–146, 1986.

[25] D Nolte, D Berger und E Förster. Wirken Treibgase von Dosier-Aerosolen bronchokonstriktorisch? *Dtsch Med Wochenschr*, 104:172–174, 1979.

[26] C O'Callaghan, A D Milner, M S C Webb und A Swarbrick. Nebulised water as a bronchoconstrictin challenge in infancy. *Arch Dis Childhood*, 66:948–951, 1991.

[27] S Pedersen. Treatment of acute bronchoconstriction in children with use of a tube spacer aerosol and a dry powder inhaler. *Allergy*, 40:300–304, 1985.

[28] F Roth. *Luftbefeuchtung: Skriptum Institut für Anästhesiologie und Intensivbehandlung*. Inselspital, Bern, 1989.

[29] E Russi. Praktische Aspekte der Inhalationstherapie mit Aerosolen. *Schweiz Rundschau Med*, 74:207–210, 1985.

[30] G A Salzman und D R Prysczynski. Oropharyngeal candidiasis in patients treated with beclomethasone dipropionate delivered by metered-dose inhaler alone and with aerochamber. *J Allergy Clin Immunol*, 81:424–428, 1988.

[31] MH Schoeni und Bruderer. Der Einfluss hyperosmolarer Mischlösungen von Natriumchlorid und beta2-Sympathikomimetika auf die Lungenfunktion von asthmatischen Kindern und Adoleszenten. *Schweiz Med Wochenschr*, 118:1377–1381, 1988.

Anhang

Abkürzungen

ACBT	Active Cycle Breathing Technique
AD	Autogene Drainage
BGA	Blutgasanalyse
CC	Verschlusskapazität
CF	Cystische Fibrose
CPAP	Continous Positive Airway Pressure
CPT	Chest Physiotherapy
CV	Verschlussvolumen
EPP	Equal Pressure Point
ERV	Exspiratorisches Reservevolumen
FET	Forced Expiratory Technique
FEV_1	Forced Expiratory Volume
FRC	Funktionelle Residualkapazität
FVC	Forced Vital Capacity
IRV	Inspiratorisches Reservevolumen
LEGOS	Langsame Exspiration mit offener Glottis in Seitenlage
MDI	Metered Dose Inhaler
MEF50	Mittlerer exspiratorischer Fluss bei 50% der VC
MITF	Maximale Inspiration mit tiefem Flow
MMD	Median Mass Diameter
PEEP	Positive End-Expiratory Pressure
PEP	Positive Expiratory Pressure
pCO_2	CO_2-Partialdruck
Pi_{max}	maximaler Inspirationsdruck
pO_2	O_2-Partialdruck
R_{aw}	Airway Resistance
SaO_2	Sauerstoffsättigung
SMI	Sustained Maximal Inspiration
TENS	Transcutaneous Electric Nerve Stimulation
TV	Atemzugvolumen / Tidalvolume
VC	Vital Capacity
VK	Vitalkapazität

Glossar

abhängig schwerkraftmässig unten liegendes Lungengebiet

Bronchialatmen über konsolidierter Lunge hörbares Atemgeräusch, ähnlich dem trachealen Atemgeräusch

Chronische Bronchitis Husten mit Sekret während mindestens drei Monaten pro Jahr über zwei aufeinanderfolgende Jahre

Dämpfung Befund in der Perkussion bei vermindertem Luftgehalt des Thorax

Dyspnoe Subjektives Empfinden von Atemnot

Giemen kontinuierliches Nebengeräusch, «Ton», polyphon (mehrere Töne) oder monophon (ein Ton)

Huffen Forcierte maximale Exspiration ohne Glottisschluss

Hyperkapnie Abweichung über die doppelte Standardabweichung vom Normbereich des pCO_2

hypersonor verstärkter Klopfschall während der Perkussion bei verstärktem Luftgehalt des Thorax

Hypoxämie Abweichung über die doppelte Standardabweichung vom Normbereich des p_aO_2

Insuffizienz, respiratorisch Hypoxämie unter Ruhebedingungen bei gleichzeitiger Normo-/Hyperkapnie

Insuffizienz, Ventilations- Hypoxämie unter Ruhebedingungen bei gleichzeitiger Hyperkapnie

normales Atemgeräusch nAg über der belüfteten peripheren Lunge hörbares Atemgeräusch, typischerweise nach 1/3 der Exspiration nicht mehr hörbar, dunkel gefärbt, leise

Rasselgeräusch diskontinuierliches Nebengeräusch, abhängig vom Entstehungsort unterschiedliche Frequenz (peripher = fein = hochfrequent, distal-proximal = grob = mittel-tieffrequent)

tracheales Atemgeräusch über der Trachea und den zentralen Bronchien hörbares Atemgeräusch, typischerweise ganze Exspiration hörbar, hell, scharf, laut

tympanischer Klopfschall Befund in der Perkussion bei abgeschlossenen Lufträumen im Thorax (Vergleich: klingt wie über dem leeren Magen)

Zyanose Bläuliche Verfärbung der Haut u. der Schleimhäute bei einem Mindestabsolutgehalt von 5g/dl desoxigeniertem Hämoglobin im Blut

Gleichungen

Hier werden die wichtigsten in diesem Buch besprochenen Gleichungen der Atemmechanik kurz zusammengefasst. Mit diesen Gleichungen sollte der Atemphysiotherapeut in seiner täglichen Arbeit ohne weiteres arbeiten können.

Gesetz von Hagen-Poiseuille

$$\dot{V} = \Delta P \pi r^4 / 8\eta l$$

mit $\dot{V}$ = Volumendurchfluss, ΔP = Druckunterschied entlang von l, r = Rohrradius, η = Viskosität, l = Rohrlänge

Atemwegswiderstand

$$R_{aw} = \Delta P / \dot{V} = P_{alv} - P_{Mund} / \dot{V} = 8\eta l / \pi r^4$$

Gleichung von Bernoulli

$$p_1 + \varrho \nu_1^2 / 2 = p_2 + \varrho \nu_2^2 / 2 = p_0$$

mit p = statischer Druck, ϱ = Dichte des Fluids, $\varrho \nu^2 / 2$ = Staudruck, p_0 = Gesamtdruck

Website

Verschiedentlich wurden in diesem Buch Formulare vorgestellt oder klinische Muster und Bilder besprochen. Diese Formulare im Buch abzudrucken macht kaum Sinn, weil sie dann nicht sinnvoll genutzt werden können.

Aus diesem Grunde können alle Formulare direkt via die Website

www.phi-net.ch

unter **AAPT** als PDF-Dokumente bezogen werden. Dort besteht auch die Möglichkeit, Fachliteratur herunterzuladen oder interaktive Lernmodule zu bearbeiten.

Diese Website ist im Aufbau – in Zukunft werden auch vermehrt Links zu andern Seiten der Pneumologie (mit Schwergewicht Physiotherapie und Auskultation) zu finden sein. Beiträge von Seiten der Leser sind natürlich immer erwünscht – beispielsweise könnte eine Bibliothek von klinischen Mustern aufgebaut werden …

Index

www.ingramcontent.com/pod-product-compliance
Lightning Source LLC
Chambersburg PA
CBHW080849300326
41935CB00040B/1622